EDUCAZIONE PRE E PERINATALE

Ivana Arena

DOPO UN CESAREO

Come rispondere alle esigenze di mamma e bambino

BONOMI EDITORE

Saremo lieti di inviare il nostro catalogo a quanti ne faranno richiesta

Via Corridoni, 6/a
27100 Pavia
www.bonomieditore.it
ISBN 88-86631-43-X

INDICE

Ringraziamenti

Se sono riuscita a scrivere questo libro devo ringraziare innanzitutto mio marito che ha sempre sostenuto ogni mio sogno, anche il più ambizioso, e i miei figli che mi hanno permesso di crescere insieme a loro.

La mia gratitudine va soprattutto a tutte le donne che ho incontrato sul mio cammino di ostetrica perché mi hanno permesso di condividere momenti estremamente gratificanti e altri frustranti e di imparare lezioni di vita ineguagliabili.

Non ho parole per ringraziare coloro che hanno voluto donarmi le loro testimonianze e che hanno contribuito a rendere questo lavoro, come spero che sia, un messaggio di comprensione e sostegno per le donne che si accingono a diventare, o sono già, madri.

Desidero cogliere questa occasione per ringraziare tutte le colleghe che ho incontrato e da cui ho imparato così tanto durante questi anni. In particolare grazie di cuore a Marina Baldocci, con cui già anni fa parlavamo di colmare il vuoto informativo e di sostegno che circondava le donne sottoposte a cesareo; ad Annamaria Gioacchini, Patrizio Carnevale, Patrizia Luciani per la "scuola"; a Verena Schmid per i bellissimi scritti e i corsi che ho avuto la fortuna di poter frequentare. Grazie a Gabriella Pacini con cui ho il piacere di condividere amicizia e professionalità e a Lisa Canitano per gli insegnamenti, le preziosissime consulenze e la fiducia. Grazie a Giorgio Urbani che mi ha saputo regalare una nascita indisturbata in ospedale.

Grazie alla dottoressa Anita Regalia per le preziose correzioni e per la prefazione.

Infine grazie a Laura Paglino per gli splendidi disegni con cui ho potuto corredare questo scritto e a mia sorella Georgia per la foto.

N.B. Troverai che mi rivolgo al bambino con il maschile in senso neutro, per poterlo facilmente distinguere dal femminile della madre, ovviamente senza dimenticare che "in origine" siamo tutti femmine.
Noterai anche che quando parlo di ostetrica parlo sempre al femminile. In realtà, pur essendo una minoranza, ci sono degli uomini che fanno l'ostetrica, ma si usa comunque il termine al femminile per distinguerli dall'ostetrico che è il medico ginecologo/a specializzato in ostetricia.

Prefazione

C'è un parola - fiducia - profondamente connessa alla relazione tra gli esseri umani, che sembra scomparsa dal comune vocabolario in uso in Italia nell'assistenza alla nascita.
La mancanza di fiducia in se stesse delle donne, la mancanza di fiducia degli operatori nelle competenze dei corpi delle donne, la mancanza di fiducia di entrambi nell'armonia della nascita spontanea sta diventando un elemento costitutivo della nostra cultura.
L'assenza di fiducia ha come sfondo la paura: paura dell'altro - paura di se stessi - paura delle proprie incapacità, del proprio corpo. È questa paura una delle più plausibili cause dell'eccezionale cambiamento nelle modalità di espletamento del parto avvenuto in Italia negli ultimi vent'anni: attualmente in molte delle nostre regioni più di 4-5 donne su 10 mettono al mondo il loro figlio con taglio cesareo, mentre nel resto d'Europa sono 1 o 2.
Questa è l'originale ipotesi da cui prende avvio e forza l'appassionata riesamina operata da Ivana Arena sulla storia, le ragioni, gli usi e gli abusi, le conseguenze per le madri del ricorso al taglio cesareo nel nostro Paese.
Il sentimento della paura sottende quasi tutte le cause che vengono usualmente elencate nel cercare di trovare spiegazione per un comportamento italiano così anomalo, sentimento che ben esprime la debolezza di una disciplina medica, la scarsità della formazione degli operatori, la distorsione della educazione alla esperienza generativa di una società.
Si tratta di un libro scritto da un'ostetrica molto vicina alle sensazioni intime delle donne e degli operatori, un'ostetrica impegnata, che non esita a mettersi in discussione e a rileggere in modo critico l'approc-

cio alla maternità così come viene agito oggi, al cui determinismo partecipano in varia misura tutti gli attori presenti sulla scena.
Innanzi tutto i medici che, con l'enfatizzazione della cultura del rischio, hanno fatto diventare assolute molte delle indicazioni al taglio cesareo indicate nel testo come relative; come si afferma nelle Raccomandazioni della Società Italiana di Medicina Perinatale "... è opportuno effettuare un taglio cesareo non perché vi sia un'indicazione ostetrica reale, ma per le modificazioni sociali legate al concetto di figlio prezioso"... perché non si possa dire che non si è tentato tutto. Come dicono Benasayag e Schmit nel libro "L'Epoca delle passioni tristi": "... quando una società in crisi aderisce massicciamente e in modo irriflesso a un discorso di tipo paranoico in cui non si parla d'altro se non della necessità di difendersi, arriva il momento in cui tale società si sente 'libera' dai principi e tutto è permesso". Il taglio cesareo non è più considerato un intervento chirurgico le cui indicazioni dipendono dalle evidenze scientifiche e dall'esperienza degli operatori, ma un modalità di nascita condizionata dai valori sociali sulla riproduzione. E allora il giusto richiamo riportato nel libro all'importanza di riferirsi alle evidenze scientifiche desunte dalla medicina basata sulle evidenze per informare il proprio agire può non sortire l'effetto logico atteso. Da tempo le evidenze scientifiche hanno delineato quale sia la conduzione ottimale nell'assistenza alla fisiologia e in molte condizioni patologiche hanno individuato la cosiddetta "best practice" in funzione delle conoscenze ostetriche attuali; seguendo queste conduzioni la percentuale del 15% di tagli cesarei indicata dall'Organizzazione Mondiale della Sanità, come percentuale di riferimento per un Paese sul tasso di questo intervento, è una percentuale di assoluto rispetto di sicurezza e benessere per madre e neonato. Ma, pur in presenza di evidenze, linee guida internazionali tutelanti ed esperienze pratiche di altri Paesi europei, i ginecologi italiani non sembra abbiano l'intenzione di rivedere la propria assistenza e la percentuale di ricorso al taglio cesareo è in continuo aumento senza alcun beneficio per i neonati.
In un simile contesto le ostetriche faticano a far emergere il loro ruolo professionale e, come viene detto dall'Autrice, sono nella con-

dizione di dovere re-imparare a conoscere la loro professione: sostenere una donna nel dare alla luce un figlio dal suo corpo, con le sue forze, perché ne è competente. La donna nell'atto di mettere al mondo il figlio, ritorna inevitabilmente in una condizione di ricerca di sostegno e, a volte, di esplicita richiesta di aiuto a un'altra donna; come dice Barbara Duden "... lo svolgimento pianificato e rituale del parto odierno rischia di rendere superfluo il coraggio che le due donne devono avere per fidarsi l'una dell'altra e aspettarsi qualcosa l'una dall'altra". L'assistenza alla nascita è un modo di esserci reciproco tra due donne che, semplicemente, non si può paragonare a nessun altro e ha un'importanza di cui non sempre le ostetriche si rendono conto. Il ricordo del parto per ogni donna è un ricordo indelebile, che si incarna nella memoria, e che rimane vivo anche quando, da vecchie, non ci si ricorda più il nome dei propri figli, ma non ci si dimentica l'intensità, gli umori, le passioni percepite ed espresse nel metterli al mondo. La donna durante il travaglio è molto sensibile all'atteggiamento dell'ostetrica che le sta accanto, il suo corpo è anche parola del suo stato emotivo, esistenziale: se gli interventi dell'ostetrica provocano soggezione, mortificazione e irrigidimento difensivo, il ricordo del parto si legherà a frustrazione, sentimento che può sfociare anche nel sentirsi inadeguate come madri. L'ostetrica deve imparare a sviluppare "empatia", capacità che non è data, ma acquisita: empatia significa letteralmente "sentire dentro" e indica la capacità di percepire il vissuto dell'altro a partire dalla profondità del proprio sentire. L'empatia costituisce un canale comunicativo che veicola i messaggi nelle due direzioni: non solo per comprendere l'altra, ma anche per schiudere fenditure nel suo mondo consentendo comunicazione vera e, in quanto tale, liberatoria. Le ostetriche oggi non possono sfuggire all'ambiente tecnico, ma possono sempre e comunque liberare i sensi, il corpo, il cuore della donna dalla prigione di quella paura che la priva della sua carnalità, del coraggio di rimanere in sé nonostante le interferenze mediche e sociali.

Infatti anche le donne, sostiene l'Autrice, partecipano alla costruzione della nostra società e nella nascita, durante la gravidanza e il parto emerge il modo di pensare di una cultura: i genitori si aspettano di poter fare un figlio nel momento più adatto a loro, per poi scoprire spesso che si è aspettato troppo, si aspettano di vivere la nascita senza dolore e di "produrre" un bambino perfetto che li possa rendere orgogliosi di fronte alla società stessa, e per ottenere questo il cesareo sembra loro essere la modalità più sicura di nascita per i loro bambini. Il desiderio/bisogno di controllo, di intervento, di accelerazione è diventato una necessità anche per le donne, per i genitori. Entrare nel tempo della nascita, nei suoi ritmi spesso imprevisti è sempre più difficile. L'esaltazione sociale attuale del valore della libera scelta e dell'autonomia della futura madre nel scegliere la sua modalità di parto si sta rivelando una trappola in una società diseducata a considerare la preparazione alla generatività come un compito essenziale nella formazione all'età adulta: in quest'ottica possiamo leggere la richiesta di taglio cesareo avanzata da diverse donne come illusione di poter vivere "serenamente" l'incontro con il proprio figlio, delegando al medico il proprio atto creativo di mettere al mondo, non rendendosi conto della perdita vitale di una scelta che tutto è tranne che libera.

Nella parte finale del libro l'Autrice riporta racconti di parto, di parti cesarei e parti vaginali. Sono espressi stupore, meraviglia, senso dell'imprevisto e dell'imponderabile, gioia, emozioni confuse ed intense, emergono ombre lunghe di solitudine, paura, rimpianto più spesso presenti quando il parto è avvenuto con taglio cesareo. Questa chiusa "con voce di donna" mi sembra augurale nel sottolineare la speranza che la narrazione così emotivamente intensa ed eticamente fondata con cui viene descritta la nascita del proprio figlio possa costituire non solo occasione di crescita personale e familiare, ma anche materiale per una riflessione pedagogica collettiva che scardini i miti e pregiudizi che caratterizzano l'assistenza alla nascita in Italia oggi.

Dottoressa Anita Regalia
Responsabile della Sala Parto
Clinica Ostetrica Ospedale S.Gerardo Monza
Università degli Studi di Milano-Bicocca

Introduzione

Era nell'aria da tanto tempo, anni, e finalmente ho concepito.
Mentre lo scrivo mi sento come se fossi incinta di questo libro che voglio offrire a me stessa e alle donne che lo leggeranno.
È un'esigenza che torna prepotentemente a galla, esigenza di condividere la mia esperienza umana e professionale e di informare le donne che, come te, forse, hanno subito un cesareo.
Anche io ho subito un cesareo, sono passati undici anni ma ho ancora su di me le sensazioni di umiliazione e di angoscia che ho provato allora.
Ora sono finalmente riuscita a integrare questa esperienza, a darle un senso, a capire che probabilmente il mio cesareo era uno di quelli giustificati e che senza quella esperienza non sarei quella che sono ora.
Nell'ottobre del 1995 stavo per avere la mia prima figlia. Ero entusiasta della gravidanza e fin da subito sentii che per me sarebbe stato meglio far nascere mia figlia in casa. Purtroppo le cose sono andate molto diversamente, la bambina aveva un ritardo di crescita intrauterino e mi è stato giustamente consigliato di andare in ospedale.
Mia figlia è nata quindi da taglio cesareo d'urgenza e ha passato il suo primo mese di vita in un'incubatrice.
Forse per lei questo è stato il modo più sicuro di nascere, ma per me è stato difficile da accettare poiché ci tenevo moltissimo a partorire "naturalmente" e non potevo immaginare di dover mai fare un cesareo.
A questo vissuto negativo si è aggiunta la modalità con cui mi è stata imposta l'operazione: ho scoperto quello che mi avrebbero

fatto solo dopo aver subito un clistere e la rasatura dei peli pubici ed essere stata portata in sala parto; a quel punto ho notato che stavano allestendo la sala operatoria e ho capito che era per me!
Alla mia richiesta di poter tentare il parto naturale o perlomeno di fare un'anestesia regionale mi è stato risposto con impazienza che queste cose le avrebbero decise "loro" e se volevo far morire il mio bambino.
Credo che la scarsa empatia dimostrata nei miei confronti abbia grandemente aumentato il senso di rabbia e incredulità che ho provato per molto tempo dopo la nascita di Miranda. Per fortuna sono riuscita ad allattarla a lungo e questo mi ha molto aiutata nella relazione con lei e nel sentirmi meglio.
Da allora ho cominciato a studiare l'argomento e a chiedermi se avrei potuto mai partorire naturalmente. La risposta dettata dal mio istinto e dalle mie letture è stata "sì", quella datami dal ginecologo che mi seguiva è stata "no, a meno che tu non voglia rischiare di morire insieme al bambino". Questa risposta non mi ha convinto e dalla voglia di aiutare e informare le altre donne è nata la mia decisione di diventare ostetrica; dopotutto anche in un'esperienza triste si può trovare un elemento di crescita e cambiamento…
Per molto tempo, con amarezza, ho dovuto constatare che il 20 ottobre lo ritenevo il giorno più brutto della mia vita, nonostante fosse quello della nascita di una splendida bambina, che però ho avuto modo di incontrare solo il giorno dopo.
Poi è nato Giordano, da parto spontaneo, senza neanche bisogno di un punto e il 20 ottobre è diventato il giorno della gioia di aver potuto vivere l'esperienza del parto.
Di certo questo non vuole essere uno scritto contro il Taglio Cesareo che di per sé è un'operazione importante che ha salvato la vita a tante donne e bambini.
Sono convinta però che le donne italiane abbiano il diritto di essere informate meglio su questo intervento oramai così diffuso. Ho incontrato, in questi anni da ostetrica, centinaia di donne cesarizzate senza che avessero ben capito perché, senza che fossero esplo-

rate altre possibilità, senza che fossero realmente informate delle controindicazioni e dei rischi connessi alle varie modalità di assistenza.

Dal momento che io ho dovuto informarmi sul cesareo e sul parto spontaneo dopo cesareo attraverso libri e siti di lingua inglese, spero che questo libro serva a dare informazioni e sostegno sia a colei che si trova a dover affrontare un cesareo necessario, sia a colei che vuole evitarne uno inutile, oltre a essere di conforto per quelle che ne hanno avuta un'esperienza traumatica.

Capitolo I
Sempre più cesarei...

Il cesareo è una "meravigliosa operazione di salvataggio", come la definisce Michel Odent, ma abusandone si rischia di peggiorare i risultati in termini di salute pubblica e personale anziché migliorarli.

Affrontare un taglio cesareo sta diventando un'esperienza "normale" per moltissime donne, praticamente una su tre in Italia.

A livello sociale il messaggio che ci arriva è che il cesareo è una modalità alternativa di parto: indolore, più semplice, addirittura più sicuro del parto vaginale anziché un intervento di chirurgia addominale non privo di rischi che serve a risolvere situazioni difficili e a salvare la vita alla madre e al nascituro quando necessario.

Il disagio di quelle che ancora non si rassegnano a essere cesarizzate senza una reale necessità viene sminuito e ignorato.

La donna è diventata sempre più un mero contenitore di un "prodotto" che deve esserle "estratto" in condizioni "perfette" e senza difetti.

La responsabilità di questa "epidemia di tagli cesarei" è un po' di tutti i protagonisti della nascita: gli operatori sanitari, la società con i suoi valori, i genitori.

È un circolo vizioso che dura da anni e che si monta da solo in una maniera che sembra inarrestabile. Basti pensare che dal 1985 al 2005 il numero dei tagli cesarei in Italia è aumentato dell'80%!

Attualmente l'Italia viene superata per numero di tagli cesarei solo dal Brasile, attestandosi a una quota di circa il 37%[1], quando l'OMS (Organizzazione MOndiale della Sanità) dichiara ormai da molti

anni che la quota di cesarei necessari non dovrebbe superare il 10-15%[2].
Le motivazioni sono tante e fare un'analisi non è affatto facile.
Un elemento che mi sembra comune a tutti gli attori di questa tragicommedia che è la nascita è la paura.

Gli operatori sanitari

A volte si dice che si fanno più cesarei perché si guadagna di più in poco tempo e non si corre il rischio di essere denunciati. I primi due punti sono senz'altro veri per quanto riguarda le strutture private, dove infatti si può arrivare ad avere delle punte di tagli cesarei del 70%! Lo è molto meno per il settore pubblico dal momento che lì il medico che opera un TC non ne ottiene nessun vantaggio economico diretto.
La motivazione che viene data più frequentemente, e che sicuramente in parte ci aiuta a comprendere, è quella della paura del contenzioso medico-legale (cioè delle denunce). Questa è una paura che nasce in parte dalla spinta che proviene dalla società e dai genitori in tal senso, ma anche da altri fattori molto importanti: è vero che negli ultimi anni si è assistito a un progressivo aumento delle richieste di risarcimento in caso di problemi alla madre o al nascituro, un aumento tale che gli operatori sanitari fanno fatica a trovare un'assicurazione che li copra, ma da parte loro non c'è stato, nel complesso, un serio tentativo di domandarsi che cosa potevano fare per imparare, per esempio, a comunicare meglio con i genitori. Si è visto infatti che la cura nel rapporto con i futuri genitori e nella comunicazione di procedure o di eventuali problemi porta a una diminuzione delle richieste di risarcimento danni.
Gli operatori sanitari si stanno trincerando dietro il problema medico-legale senza voler vedere cosa in realtà li porta a fare sempre più cesarei.
Un ruolo molto importante lo riveste la paura del parto, una paura dettata dal fatto che gli operatori sanitari (comprese, ahimè,

le ostetriche) non sanno più riconoscere la fisiologia della nascita[3]: la stessa OMS denuncia il fatto che si stanno perdendo la cultura e la conoscenza della nascita fisiologica, in armonia con i ritmi del corpo. Si stanno perdendo perché la normalità della nascita è data proprio dal fatto di non rientrare sempre negli schemi e dal fatto che i tempi della natura sempre più spesso non coincidono con quelli dati dagli esseri umani. Essendo un evento fisiologico[4] nel 90% dei casi (nove donne su dieci) la nascita contiene in sé moltissime varianti e tempi che spesso non coincidono con i ritmi ormai ritenuti adeguati.

La progressiva medicalizzazione ha portato a pensare che la natura del travaglio andava corretta e che gli strumenti creati dagli uomini avrebbero reso più sicuro questo evento. Il travaglio era troppo lento, troppo sessuale, troppo doloroso. Le donne troppo sofferenti, deboli, istintive. Si sono create procedure per "aiutare" le donne che ben presto sono diventate di routine: la rasatura del pube e il clistere (per essere più pulite), la rottura artificiale del sacco amniotico (per controllarne il colore), l'ossitocina (per fare prima), le posizioni obbligate (per poter intervenire meglio), l'epidurale (per eliminare il sentire). Tutto ciò interferisce pesantemente con il travaglio e il parto rendendolo diverso da quello fisiologico e spesso deviandolo dalla normalità, per cui poi da un intervento si passa a cascata a tutti gli altri in un circolo vizioso. Il travaglio fisiologico è dato da una complessa interazione tra ormoni per cui anche una "piccola" interferenza può creare gravi danni. Nonostante ormai la cultura e la mente abbiano preso il sopravvento sull'istinto, il nostro corpo tende a funzionare come agli albori della civiltà. Gli ormoni mettono in moto reazioni istintive e rapidissime, per esempio quella di attacco o fuga. La donna in travaglio che milioni di anni fa si trovava nella savana di fronte a un leone aveva solo due possibilità: smettere di travagliare e fuggire o partorire in fretta prendere in braccio il neonato e… fuggire. Infatti gli ormoni della paura, le catecolamine (il più famoso è l'adrenalina) hanno un effetto diversissimo sul corpo della donna a seconda che si trovi a inizio travaglio o vicina a far nascere il suo bambino. Nella prima fase del travaglio una reazione di paura antagonizza, cioè ostacola, la produzione di ossitocina (l'ormone che regola le contrazioni) per cui il travaglio stesso può rallentare moltissimo o addirittura bloccarsi. Nella seconda fase del travaglio, quella "espulsiva", la produzione improvvisa di catecolamine può affrettare di molto la nascita. Arrivare in ospedale di fronte a persone sconosciute, doversi spogliare, subire una visita vaginale (spesso con poco tatto), doversi separare dal proprio compagno o dai propri cari; ognuno di questi è un evento sufficiente a mettere in moto la produzione di catecolamine e a inibire il travaglio che stava cominciando. Ed ecco allora che si interviene con l'ossitocina, che la donna non riesce più a produrre in forma "endogena", attraverso la flebo. Ma dal momento che la flebo di ossitocina può comportare dei rischi ecco che bisogna usare il monitoraggio continuo; dal momento che in questo modo è più facile che ci possano essere dei problemi e dover correre in sala operatoria ecco che bisogna tenerla a digiuno; stare a digiuno può rendere più lento e faticoso il travaglio e così via... finché di quella che poteva essere un'esperienza fondamentale per la vita e la consapevolezza di quella donna si è fatta un "incubo"[5]. La cascata di interventi sul corpo delle donne rende sempre più difficile per chi impara l'ostetricia il riconoscimento dei tempi e delle modalità del travaglio e del parto fisiologici. Un altro esempio: al momento della nascita la testa del bambino si affaccia tra le labbra della vulva materna. È un passaggio fondamentale in cui i tessuti della vagina si distendono al massimo, è un momento che richiede intimità e delicatezza e anche tempo, soprattutto se è la prima volta. Da quando è stata introdotta l'episiotomia (cioè il taglio della zona tra la vagina e l'ano: il perineo), perché qualcuno ha deciso che la vagina delle donne era "troppo stretta", i tempi di questa fase si sono accorciati per cui i medici e le ostetriche formati dopo l'avvento di questa pratica, ormai ridiscussa, non sono più abituati a vedere la testa del bambino che con molta lentezza, nell'arco di più contrazioni, si disimpegna dalla vagina per poi nascere. Per gli operatori sanitari diventa un momento da concludere in

fretta perché sono in ansia per il benessere del bambino e hanno paura di essere denunciati se non operano pratiche che pur essendo dichiarate tendenzialmente dannose dalle evidenze scientifiche sono comunemente usate. La donna si ritrova allora a dover partorire tra molte persone che chiacchierano dei fatti loro e che al momento clou cominciano a chiedersi: "ma quanto ci mette, ma così è troppo, se succede qualcosa al bambino mi diranno che non ho fatto abbastanza, ma perché quell'ostetrica non ha ancora fatto l'episiotomia… e se poi si lacera?". Ecco, la paura… la paura che ci porta a mettere in secondo piano il benessere delle donne e dei bambini per pensare a cosa dirà il giudice… lavorare con coscienza in questa atmosfera diventa veramente difficile.
Dopo cent'anni di medicalizzazione sempre più estesa della nascita sono pochi quelli che ancora si ricordano, o coltivano, le conoscenze di come avviene la nascita "indisturbata". Ci sono voluti anni per raccogliere il materiale scientifico per dimostrare quello che la fiducia nel funzionamento meraviglioso del nostro corpo già ci dice e cioè che meno si interviene meglio è.
Da quando si è esteso l'intervento medico dai pochi casi che lo necessitavano a tutte le donne in gravidanza, ha preso sempre più piede l'ottica per cui la gravidanza, il travaglio, il parto e anche l'allattamento non possono andare a buon fine senza un rigido controllo e un intervento di tipo medico.
In molti paesi del mondo e anche nel nord dell'Italia ricomincia a prevalere l'idea, sostenuta da numerose evidenze scientifiche, che si debba sostenere e promuovere la fisiologia, riservando gli interventi medici ai casi strettamente necessari. Nel resto d'Italia si è ancora molto lontani da tali ripensamenti il che giustifica anche il divario nel numero di TC tra Nord, Centro e Sud Italia[6].
Si passa dal 15-20% delle regioni più a nord fino al 60% della Campania, come è possibile un tale divario?
Gli elementi sono tanti: bisogna considerare le condizioni socioeconomiche, il livello di istruzione della popolazione, il modo in cui le utenti riescono a far sentire la loro voce. Dall'altro lato c'è la volontà e la possibilità di aggiornamento degli operatori sanitari.

Non ultimo il fatto che cambiare la propria mentalità e la propria pratica, specialmente dopo molti anni, diventa emotivamente difficile. Significa in un certo senso ammettere che quello che si è fatto fino ad allora era sbagliato e non tutti hanno la maturità per poterlo fare.
La moderna ostetricia ha una grande possibilità: quella di sfruttare le conoscenze scientifiche moderne per correggere e rimediare ai danni della patologia, cioè di quando il corpo delle donne non funziona a dovere o i bambini hanno delle difficoltà, in un momento in cui almeno nei Paesi come il nostro le condizioni di vita e di salute non sono mai state così favorevoli. Ma allo stesso tempo deve saper riconoscere che il suo scopo è prima di tutto di lasciare che le donne e i loro bambini possano vivere la nascita in serenità e consapevolezza perché ciò permette di ottimizzare i benefici che queste condizioni di vita ci consentono.

La società e i suoi valori

Da quando la nascita ha cominciato a essere medicalizzata, la nostra società ha subito notevoli cambiamenti.
La drastica diminuzione della mortalità materna e perinatale è stata attribuita allo spostamento dal parto a domicilio a quello in ospedale, all'uso di macchinari tecnologici (per esempio il monitoraggio cardiotocografico, detto CTG), all'affidamento della donne in gravidanza alle cure dei medici specialisti anziché al "prendersi cura" delle ostetriche.
Questo andamento però si può leggere anche in modo molto diverso: basti pensare che all'inizio del secolo le donne che venivano ricoverate in ospedale per partorire avevano una mortalità altissima (una su dieci) dovuta al fatto che i medici visitavano le donne senza conoscere il concetto di sterilità e senza nemmeno lavarsi le mani[7]. Le donne che potevano permetterselo partorivano in casa mentre l'ospedale era riservato alle "poveracce" che spesso si ribellavano all'idea di andare a morire. Una volta capito il concetto di sterilità le cose cominciarono ad andare meglio, e si

cominciò a propagandare la nascita medicalizzata come il modo migliore e più sicuro per madre e bambino. Negli ultimi anni ci si è resi conto, invece, che l'uso di macchinari può interferire pesantemente con l'andamento di un travaglio fisiologico e a tutt'oggi il grande risultato ottenuto dall'uso indiscriminato della CTG è stato appunto l'aumento del numero dei tagli cesarei senza contributo reale alla diminuzione della mortalità neonatale. Lo stesso inventore della cardiotocografia, Caldeyro Barcia, denunciò anni fa il fatto che l'uso di questo macchinario non riduceva il numero di bambini nati con problemi cerebrali.

In realtà, la mortalità materna e perinatale è migliorata drasticamente con il miglioramento delle condizioni di vita e di nutrizione delle donne, grazie ad alcuni semplici controlli necessari in gravidanza, con l'aumento di istruzione delle donne. Purtroppo questo elemento è stato spesso sottovalutato dando per scontato che se la mortalità delle neo-madri e dei bambini diminuiva era merito della tecnologia e del crescente interventismo medico. Senz'altro si è salvata la vita a moltissimi bambini e madri con problemi attraverso l'uso di tecniche operatorie e di farmaci, ma lo scotto da pagare è stato dato dal fatto che si è venuta a creare molta patologia cosiddetta "iatrogena". La iatrogenia è la patologia susseguente a un intervento medico, anche il più banale. In ostetricia, essendo i meccanismi che regolano il travaglio e il parto così delicati, anche solo il fatto di tenere una donna a letto durante il travaglio può diventare iatrogeno.

Pur non essendo ancora una scienza esatta, la medicina occidentale ha fatto passi da gigante nella cura del corpo umano; lo ha fatto però sottovalutando e spesso dimenticando la complessa interazione tra mente e corpo che oggi si sta rivalutando anche a livello scientifico; lo ha fatto introducendo tecniche e modi tutti da provare e che spesso una volta testati hanno dimostrato la loro inefficacia se non dannosità.

Per esempio: durante gli anni '50, prima dell'avvento dell'ecografia, era in auge il praticare una radiografia all'addome delle donne incinte per verificare che il loro bacino fosse "adeguato" alle

dimensioni del bambino. Per anni si disse che era un esame inoffensivo... finché qualcuno pensò di controllare verificando così che l'uso dei raggi x portava a un aumento delle leucemie infantili.
Quando ve ne sia la reale necessità il cesareo diventa un intervento preziosissimo per la salvaguardia della salute e della vita di madre e bambino, ma se praticato per "paura" è senz'altro dannoso per entrambi. Aumenta la mortalità materna e neonatale, la possibilità di lesioni a organi vitali, le complicazioni in successive gravidanze, i problemi respiratori nei neonati.
Ciò porta a un problema etico e deontologico dal momento che il primo degli obiettivi medici è "non nuocere".
Oramai i successi della medicina ci hanno portato a pensare che il dolore sia inutile e che la morte sia quasi una malattia. Il messaggio che arriva alle donne fin da piccole e poi in gravidanza è che il dolore del parto è inutile e "barbaro" e che se gestita bene la nascita porterà a un bambino vivo e sano.
Nessuna di queste due affermazioni è vera.

1. Il dolore nel travaglio ha un'importante funzione protettiva e di sostegno della fisiologia.
2. Esiste una quota di mortalità materna e perinatale che non si può abbattere. Anche nella gravidanza e nascita meglio seguite esiste l'evento imprevedibile e inevitabile. La morte ha molto a che fare con la vita.

1. Il dolore è un elemento fondamentale per il mantenimento dell'integrità del nostro corpo. Anni fa ho conosciuto una bambina che non sentiva il dolore (è una patologia rarissima); il mio primo pensiero fu "che fortuna!", ma dovetti ricredermi ben presto. I genitori vivevano in un'ansia continua dovuta al fatto che la bambina non aveva la percezione del pericolo e che rischiava costantemente di stare male senza rendersene conto. Per chi soffre di questa patologia anche un'appendicite, per esempio, può diventare fatale dal momento che di solito viene riconosciuta attraverso il dolore.

Perché il travaglio è doloroso se si tratta di un evento fisiologico, come mangiare o andare di corpo?
Lo è in quanto evento "paradosso", attacco all'integrità del corpo della donna che può reagire con reazioni di difesa. Il dolore è un segnale di allerta e come tale avvisa la donna che le contrazioni che comincia a sentire non sono più quelle preparatorie, ma sono quelle del travaglio vero e proprio. Le segnala che deve trovare un luogo sicuro per partorire. Mette in moto la cascata ormonale che fa sì che tutto vada per il meglio. Ci sono anche donne che partoriscono senza dolore o con una quota di dolore molto bassa, altre ne percepiscono molto ma lo vivono serenamente. Il dolore insopportabile ci deve allarmare perché non fa più parte della fisiologia. Nella percezione del dolore entrano in gioco tanti fattori: il vissuto personale, la posizione del bambino, l'ambiente che circonda la donna. Quello su cui si può intervenire più facilmente è l'ambiente, ma è anche quello a cui si dà minor peso nell'assistenza di tipo ospedaliero. L'intimità, il calore emotivo, la possibilità di stare con persone empatiche è fondamentale per il buon andamento del travaglio e perché la percezione del dolore sia compatibile con le possibilità di quella donna.

2. Non sempre le cose vanno bene e non sempre vi è un colpevole. Invece ultimamente a livello sociale prende sempre più corpo l'idea che se qualcosa non va per il verso giusto sia colpa di qualcuno. Probabilmente questo tipo di reazione può aiutare a vivere la rabbia per un evento triste che non sappiamo spiegarci. Certo in medicina si compiono degli errori, ma vi è la possibilità di non riuscire a prevedere un evento avverso pur usando tutti gli strumenti in nostro possesso. Per molti anni si sono attribuite le paralisi cerebrali infantili al parto soprattutto se vi era stata qualche difficoltà. Si è pensato quindi di riuscire a eliminarle attuando il cesareo al minimo segno di sofferenza fetale. Ma ora si è capito che circa l'80% delle cerebropatie infantili è dovuto a problemi misconosciuti in gravidanza e per i quali non abbiamo al momento una soluzione.

È devastante per dei genitori dover affrontare l'esperienza della perdita di un bambino, o di una sua menomazione più o meno grave. A volte si possono individuare delle responsabilità per l'accaduto, ma spesso questo non è possibile e bisogna farsene una ragione. Il problema nasce dal fatto che attualmente, in ostetricia, i sanitari si vedono denunciare e condannare quasi sempre per quello che ipoteticamente non hanno fatto piuttosto che per quello che hanno fatto, anche se scorretto. Ad esempio: se in un travaglio particolarmente lungo il medico non effettua un cesareo perché convinto che quella donna e quel bambino abbiano buone possibilità di una nascita per via vaginale e poi si verifica un problema è molto probabile che il medico venga denunciato perché ipoteticamente il cesareo avrebbe risolto la situazione. Se lo stesso medico effettua il cesareo prima di aver effettuato altre manovre correttive e si verifica un problema è molto probabile che si pensi che nonostante si sia fatto il cesareo si è verificato un danno. Questo tipo di percezione sociale porta a quella che viene chiamata "medicina difensiva" con grande spreco per il sistema sanitario e con potenziali danni alla salute dei cittadini.

I genitori

Le donne e gli uomini che intraprendono il cammino della genitorialità sono immersi fino al collo in una società che propugna i messaggi di cui sopra.
Si aspettano di poter fare un figlio nel momento più adatto a loro, per poi scoprire spesso che si è aspettato troppo.
Si aspettano di vivere la nascita senza dolore e di "produrre" un bambino perfetto che li possa rendere orgogliosi di fronte alla società stessa.
Si aspettano che la vita sia vita e che la morte non abbia spazio in questo evento.
Quando queste aspettative vengono disilluse dagli eventi può scattare la voglia, la necessità di trovare un colpevole.
Questo non significa che in caso di eventi avversi non si debba

sporgere denuncia: qualora sia evidente una carenza professionale e/o una colpa dovuta a imperizia o addirittura a noncuranza lo strumento legale diventa un atto dovuto.
È pur vero però che la percezione del cesareo come "parto indolore" come viene propagandato da alcuni medici e media porta sempre più spesso le donne a richiederlo come modalità di parto. Se il messaggio che arriva alla donna fin da piccola è che il cesareo è meno doloroso per la madre e più sicuro per il nascituro e in più le vengono fatti racconti terrificanti sul parto per via vaginale è comprensibile che sia restia ad affrontare la nascita serenamente.
Inoltre, resta diffuso il sentimento che il cesareo rimanga la modalità più sicura di nascita per i bambini.
Nonostante le società scientifiche stiano smentendo tale opinione che infatti si è rivelata del tutto falsa (tranne in casi particolari come vedremo in seguito) è ancora molto attuale la frase che si sente ripetere dalle donne, dai loro partner e dai loro parenti, qualora le cose non vadano come previsto: "Se mi avessero fatto il cesareo... ".
Attualmente in Italia è molto probabile che un medico venga condannato per "non aver fatto un TC" piuttosto che per averne fatto uno inutile.
Purtroppo tutto questo va a scapito delle donne e della loro salute...

Che fine ha fatto la fisiologia?

Anche chi come me crede profondamente nella capacità delle donne di dare alla luce il loro bambino fisiologicamente, deve ammettere che sembra aumentare sempre più il numero di coloro che hanno bisogno di interventi medici. Non si riesce veramente a capire se è un aumento reale delle situazioni di patologia o se si tratta di un aumento indotto dalla iatrogenia.
Io propendo per la seconda possibilità senza escludere la prima dal momento che viviamo in condizioni di tale benessere da essere spesso mal-nutrite e fisicamente poco allenate, oltre a vivere in

condizioni di stress e di inquinamento ambientale diffuso. Intendo dire che i ritmi spesso frenetici della nostra vita all'occidentale, pur comportando l'alleviamento dalla sottonutrizione e dalla fatica, aumentano notevolmente i nostri livelli di stress.
In partenza le donne oggi sono sottoposte a dei ritmi di vita stressanti fin da bambine, poi restano incinte, quando succede, dal momento che sembra incombente una diminuzione della fertilità, ed entrano nel vortice della medicalizzazione della gravidanza.
Determinati controlli sono estremamente utili in gravidanza e hanno contribuito, insieme all'aumento di istruzione e alle migliorate condizioni di vita, all'abbattimento della mortalità materna ai suoi minimi storici, perlomeno in occidente.
Il problema è nato nel momento in cui si è cominciato a considerare la gravidanza una specie di malattia, e le donne incinte tutte delle potenziali malate. È per questo che già nel 1985 l'OMS ha stilato un documento che conteneva la raccomandazione che: "Il parto non è una malattia!".
Si è cominciato a sottoporre le donne a ogni tipo di esame del sangue e di esame diagnostico, esami che aumentano sempre più e che tendono a mettere ansia alla donna che li subisce. Ho incontrato molte donne in ospedale che si sentivano in grande ansia per il benessere del bambino in seguito a un esame di cui non era loro chiaro il significato o al commento di qualche ecografista indelicato. Molte poi vengono costantemente sgridate a ogni visita dal ginecologo: perché sono ingrassate troppo, perché non hanno preso gli integratori prescritti, perché si affaticano troppo, ecc.
Mettiamoci anche il controllo sociale che viene esercitato su ogni donna incinta, dal momento che chiunque si sente in dovere di commentare il suo comportamento[8], di suggerire soluzioni, di raccontare storie terribili di nascite traumatiche. Credo che se misurassimo i livelli di stress delle nostre donne incinte scopriremmo che sono più alti di quelli delle donne di pari età e condizione sociale...
È esattamente quello che succede in questa cascata che è diventata l'assistenza in gravidanza e alla nascita come ricorda giustamente

Michel Odent nel suo libro più recente[9]: " ... più una donna in gravidanza è soggetta a stimoli ansiogeni, più difficile sarà il processo della nascita. Un basso livello di ansia è anche il prerequisito per la crescita ottimale e per lo sviluppo del bambino all'interno dell'utero... lo stile dominante di cura antenatale - costantemente focalizzato sui potenziali problemi - ha in se un effetto nocebo".
Insomma sembra che la fisiologia della nascita stia lentamente scomparendo dal momento che gli operatori sanitari non la sanno più riconoscere e preservare, che le donne sono le prime a non avere fiducia nel loro corpo e nelle capacità del loro bambino di venire al mondo, che a livello sociale non si riconosce l'importanza e l'impatto che la nascita riveste a livello individuale e collettivo.
Come ricorda Verena Schmid nel suo ultimo libro[10]: "Mentre un tempo si considerava la gravidanza 'fisiologica' nel 90% dei casi, oggi questo è vero per il 40% dei casi circa. Questo significa che più del 50% delle gravidanza sane si trasformano in gravidanza con complicanze a causa della medicalizzazione". Del resto come rilevato da una ricerca condotta in Germania nel 2003[11] il tasso di donne che subisce una qualche forma di intervento medico durante il parto è del 97%.
Di per sé non è l'assistenza che provoca il problema, ma il modo in cui viene condotta. Vari studi confermano l'idea che nel caso di una donna sana con una gravidanza normale l'assistenza migliore è quella fornita dall'ostetrica che mantiene basso il ricorso alla tecnologia e alto quello al sostegno emotivo ed empatico[12]. Questo non significa che le ostetriche non sappiano fare uso della tecnologia e dei moderni sistemi di individuazione del rischio qualora sia necessario. Significa che sanno contenere il livello di stress delle donne di cui si prendono cura, che sanno riconoscere la fisiologia e proteggerla e migliorare così gli esiti della nascita. Purtroppo attualmente in Italia non è quasi mai possibile farsi seguire in gravidanza da un'ostetrica se non privatamente. La maggior parte delle ostetriche è confinata nelle Sale Parto e quelle che si trovano nei consultori spesso sono costrette

a cambiare la carta del lettino ginecologico per il medico. Le libere professioniste sono poche e spesso non riescono a sopravvivere solo con la professione privata dal momento che sono ancora poche le donne che scelgono di farsi seguire dall'ostetrica in gravidanza. Eppure nei Paesi europei dove le ostetriche sono valorizzate e operano in autonomia sia nel Servizio Sanitario Nazionale che privatamente, gli esiti della nascita sono sempre migliori. Come ricorda sempre Odent, dato sottolineato già da tempo dall'OMS, i tassi di TC in ogni Paese sono inversamente proporzionali al numero di ostetriche presenti sul territorio e all'importanza che viene data al loro compito. Stranamente, visto l'alto valore che si dà al TC come salvatore di bambini, bassi tassi di TC corrispondono sempre, laddove sono valorizzate le ostetriche, a bassi tassi di mortalità perinatale. Basterebbe pensare al caso dell'Olanda dove il tasso dei parti a domicilio è del 30%, quello dei TC di circa il 10% e la mortalità perinatale tra le più basse del mondo.

Sarebbe importante istituire ambulatori per la gravidanza fisiologica in ogni consultorio e informare le donne sulla possibilità di essere seguite dall'ostetrica e dei vantaggi che ne possono derivare. Per gli specialisti sarebbe importante potersi così concentrare sui casi a rischio che richiedono un costante e impegnativo aggiornamento.

L'aumento esponenziale dei tagli cesarei non è passato inosservato da parte di chi si occupa di salute pubblica e anche nel nostro Paese si è cercato di arginare il fenomeno da diversi punti di vista: il rimborso previsto per un TC da parte delle regioni agli ospedali (DRG) è stato reso simile a quello del parto per via vaginale, mentre prima era notevolmente più alto, in modo da diminuire la convenienza dal punto di vista economico per le strutture.

Inoltre, alcune regioni hanno stilato delle linee guida in cui ripensare criticamente alle varie indicazioni per effettuare o meno un TC. Ciò ha portato in alcuni casi alla diminuzione in percentuale dei tagli cesarei in alcune regioni anche se il trend nazionale è rimasto in ascesa.

Anche nei Paesi anglosassoni sono in corso oramai da anni revisioni della letteratura scientifica nel tentativo di arginare il dilagare del TC come modalità di nascita, per esempio nel caso di Stati Uniti e Inghilterra.
Perché ci si preoccupa a livello di ministeri della salute dell'aumento indiscriminato di TC?
Fondamentalmente per uno squilibrio tra costi e benefici: il TC comporta un aumento di spesa sanitaria e di mortalità e morbilità materna, senza una reale diminuzione della mortalità e morbilità perinatale. Il costo a livello sociale sembra allora essere troppo alto.
Ma il problema di fondo resta: cosa comporta diminuire il ricorso al TC?
Probabilmente non ha senso, anzi può diventare dannoso, esercitare pressioni sulla comunità medica per cercare di diminuire il tasso di TC se contestualmente non si preme per aumentare il rispetto della fisiologia della nascita. Infatti solo cominciando ad attribuire il giusto valore all'assistenza fisiologica alla gravidanza e al parto si potranno migliorare gli esiti. Il pensiero deve andare oltre i numeri, oltre le statistiche sulla mortalità e la morbilità, per arrivare a comprendere che il rispetto per la nascita equivale al rispetto per l'essere umano e la sua futura evoluzione.
Per millenni il momento della nascita e del primo attaccamento tra madre e neonato sono stati disturbati in quasi tutte le culture, probabilmente per aumentare il livello di aggressività degli individui quando era ancora un elemento cardine per la sopravvivenza. Attualmente non dovremmo più avere questa esigenza, anzi la pacificazione tra le diverse culture e lo sviluppo di una cultura mondiale basata sulla tolleranza e il rispetto sembrano essere fondamentali per il futuro del genere umano tutto.

Cosa si può fare?

Noi donne abbiamo un dovere verso noi stesse che è quello di non delegare le scelte che riguardano la nostra salute e quella dei nostri figli. Possiamo farlo coltivando la nostra autostima e la fiducia

nella capacità del nostro corpo di dare la vita; informandoci e, se non convinte, sentendo pareri diversi.
I nostri partner hanno il dovere di informarsi insieme a noi, di sostenerci il più possibile nelle nostre scelte, di stare dalla nostra parte, di "nutrire" emotivamente noi e il bambino.
Dovere degli operatori sanitari è quello di informarci nel modo più possibile completo e di sostenerci nelle nostre scelte quando possibile, nonché di dare il massimo a livello professionale e di aggiornarsi continuamente.
Come ostetrica ritengo che le ostetriche abbiano il dovere di reimparare a: conoscere la loro professione, estendere i loro orizzonti, prendersi cura della salute delle donne durante tutto l'arco della vita riproduttiva, seguire le donne in gravidanza in maniera olistica, sostenere le donne in allattamento... sentirsi coloro che "stanno" con la donna[13].
Dovere dei media (messaggeri della società) è quello di informare con cognizione di causa, di dare spazio a diverse voci, di evitare il sensazionalismo che va a scapito della comprensione dei fatti.
Dovere delle istituzioni è quello di recepire gli input che vengono dagli utenti e dalle ricerche basate sulle evidenze scientifiche per tramutarli in leggi e raccomandazioni per la comunità.

Note

1. Dati ISTAT del 2003.
2. Raccomandazioni dell'Organizzazione Mondiale della Sanità tratte dal documento *Tecnologia appropriata alla nascita* 1985.
3. Documento OMS.
4. Per fisiologico, e fisiologia, si intende il funzionamento ottimale del corpo in un dato evento.
5. Ho sentito molte donne che avevano partorito in questo modo parlare così del proprio travaglio.
6. Dati ISTAT.
7. Holmes O.W., *The contagiousness of puerperal fever*, 1843.
8. Quando ero incinta della mia prima figlia sono stata sgridata da una donna per strada perché andavo in bicicletta!
9. Odent M., *The Caesarean*, 2004.

10. Schmid V., *Venire al mondo e dare alla luce*, URRA 2005.
11. Schuecking C. e Schwarz B., 2003.
12. OMS 1985.
13. In italiano la parola ostetrica deriva dal latino “obstare”, cioè stare davanti (alla donna).

Capitolo II
Come siamo arrivati a questo punto

Come hanno partorito le donne, chi le ha aiutate, come e perché? Non sono semplicemente interrogativi che riguardano la storia dell'ostetricia: sono questioni politiche.[1]

Brevissima storia dell'ostetricia

L'importanza delle modalità di assistenza alla nascita è stata molto spesso sottovalutata o non affatto considerata dal punto di vista storico-politico, eppure ha rivestito e riveste un'importanza fondamentale per lo sviluppo delle società umane e dei loro valori fondanti.

Per molti secoli, e ancora oggi in molte culture, il parto e tutto ciò che riguarda la sessualità femminile è stato affare di donne. Il parto si svolgeva in casa della donna o comunque in un luogo appartato (a volte nei campi dove le donne lavoravano), assistito da nessuno o da una donna più anziana e già madre, a volte da una levatrice che aveva avuto una formazione pratica di come avveniva la nascita. In alcune culture si cominciarono a creare percorsi di formazione per le levatrici, per coloro cioè che dell'assistenza alla gravidanza avevano fatto un mestiere e un'arte. Inoltre, per molti secoli tutto ciò che concerneva le donne e la loro sessualità è stato ritenuto impuro. Gli uomini non si potevano avvicinare al luogo del parto e l'assistenza era riservata alle donne.

Durante il medioevo, in occidente le donne sono state perseguitate perché considerate alleate del diavolo nel tentare l'uomo al pec-

cato. Le levatrici in particolare facevano paura perché conoscevano meglio di chiunque altro i segreti del corpo femminile e spesso erano più istruite e più ribelli delle altre all'ordine costituito. L'85% dei molti milioni di persone condannate al rogo durante i secoli dell'inquisizione erano donne e di queste le vittime preferite dai cacciatori di streghe erano le levatrici e le guaritrici.
Le conoscenze del corpo e del suo funzionamento all'epoca erano assai scarse e totalmente mediate da credenze religiose, ma le levatrici basavano la loro arte sull'osservazione e avevano acquisito una serie di competenze in merito alla nascita che nessun medico possedeva in ugual modo. Le donne all'epoca non scrivevano libri e con l'avvento della medicina governata dagli uomini le conoscenze delle levatrici vennero screditate.
Da quando poi gli uomini entrarono nella gestione del parto, sembra che sia cambiata completamente l'assistenza mentre prendeva sempre più piede l'idea che le donne dovessero essere aiutate attivamente e con vari strumenti a far nascere i loro bambini, per esempio con il forcipe.
Vi fu qualche ostetrica che riuscì a lasciare una traccia del suo operato, tra queste la più famosa è probabilmente Madame Louisa Bourgeois vissuta alla fine del '500 che lasciò dei trattati e delle "Istruzioni a mia figlia". Da queste ultime cito un breve estratto che rimane tuttora attualissimo: "Le donne che debbono partorire purtroppo sono spesso visitate da conoscenti che raccontano loro ogni sorta di disgrazie che possono capitare a chi partorisce, giungendo persino a inventarne di nuove, e ciò è un grave danno per le poverette. La donna gravida è come un grande vascello che ha bisogno di un buon timoniere: una saggia e attenta ostetrica".[2]
Vi furono anche molti medici illuminati che fecero dell'attesa paziente il loro motto, come riportato da Ina May Gaskin: "I medici del XIX secolo avevano molto da dire sull'importanza di rimanere fuori dalla stanza della partoriente fino al momento del parto a meno che fosse ritenuto necessario un intervento medico da parte di chi assisteva la donna".[3] Ma da parte di molti uomini vi fu incomprensione per i ritmi femminili di gestione del trava-

glio e del parto. Vi era nel corpo delle donne qualcosa che non andava e che bisognava correggere. Durante il '700, in particolare, si fece largo l'idea che la Natura dovesse essere migliorata e che attraverso gli strumenti dell'uomo si potessero limitare le sofferenze delle donne. In realtà le donne diventarono spesso le cavie inconsapevoli di pratiche tutte da dimostrare.

L'evento che segna l'ingresso degli uomini a pieno titolo nell'ostetricia, branca della medicina fino ad allora considerata impura e degradante, sembra essere stata l'assistenza prestata da un medico di corte a una favorita di Luigi XIV nel 1663. Questo episodio segna l'inizio di una moda tra l'aristocrazia francese: fare seguire la gravidanza e il parto da un medico

Nel XVII secolo inizia così un'ondata della cosiddetta "febbre puerperale" durata poi due secoli. Infatti all'epoca i concetti di sterilità e di contagio batterico erano totalmente sconosciuti e le mani sia delle levatrici che dei medici erano potenziali portatrici dei batteri e delle infezioni. Ma le mani dei medici, contrariamente a quelle delle levatrici, venivano spesso in contatto con i malati aumentando moltissimo il rischio di trasmissione.

Con l'aumentare dell'assistenza ospedaliera la febbre puerperale raggiunse proporzioni bibliche: nel febbraio del 1866 il 25% delle donne che partorì nella maternità di Parigi morì. Non si riusciva a capire che cosa provocasse tante morti, quando sarebbe bastato dar retta a medici illuminati come Semmelweis o Holmes che avevano capito la connessione tra il mancato lavaggio delle mani e la trasmissione di infezioni alle puerpere. Inoltre gli ospedali non erano certo un luogo igienico: erano riservati ai poveri che non potevano permettersi di farsi curare in casa.

Le donne dell'epoca sapevano che partorire negli ospedali equivaleva a un maggior pericolo di morte, soprattutto per coloro che venivano affidate ai padiglioni gestiti dai medici; alcune si suicidarono pur di non essere portate in ospedale.

Verso la fine del 1800 finalmente si cominciò a dare credito alle teorie di coloro che erano stati fino ad allora irrisi e la mortalità materna calò di colpo.

La storia dell'ostetricia nel '900 continua con il miglioramento dei risultati dell'assistenza in termini di salute, ma allo stesso tempo con l'introduzione di nuove pratiche senza che prima ne fosse verificata l'efficacia.
Infatti il '900 è il secolo della pressoché completa e progressiva ospedalizzazione della nascita, quando in alcuni Stati divenne addirittura illegale essere assistite in casa da un'ostetrica. I miglioramenti negli esiti di mortalità materna e perinatale furono attribuiti totalmente all'assistenza medicalizzata offerta in ospedale non considerando le migliorate condizioni di vita e di assistenza in generale. Senza dimenticare il fatto che ora era possibile diagnosticare le patologie delle donne e tentare di curarle e che erano disponibili gli antibiotici. La medicalizzazione della gravidanza e del parto in fondo è stata una reazione esagerata, che si è alimentata da sola, all'altissima mortalità materna dei secoli precedenti. Dal momento che alcune gravidanze beneficiavano dell'intervento del medico, dei farmaci o del taglio cesareo si pensò di poter migliorare l'esistente allargando questo tipo di assistenza a tutte le donne in attesa.
Basti pensare che negli anni venti negli Stati Uniti il dottor De Lee cominciò a predicare che il forcipe andasse usato in ogni nascita suscitando notevole seguito tra i suoi colleghi. Fu anche il momento della moda dell'anestesia generale durante il parto, per cui le donne venivano addormentate al momento della nascita e il bambino tirato spesso fuori con il forcipe. Tra le donne stesse questa divenne una moda e un modo con cui pensarono di sottrarsi a secoli di "partorirai con dolore".
Eppure, l'attuale ci dimostra che la gravidanza e il parto di una donna sana non beneficiano di un assistenza medicalizzata come ci ha portato a capire l'ostetricia basata sulle evidenze. C'è da dire che ben prima dell'avvento della medicina basata sulle evidenze erano sorti movimenti di opinione ispirati da ostetriche e medici all'avanguardia che sostenevano la necessità di tornare a considerare la nascita come un evento da mantenere indisturbato, ma la raccolta di studi sul settore ha avuto il ruolo importante di confer-

mare le intuizioni e di renderle accettabili all'ordine medico costituito.

La medicina basata sulle evidenze (EBM)

Negli ultimi anni del XX secolo, ci si è resi conto che molte pratiche erano state introdotte senza che vi fossero reali e documentati vantaggi della loro efficacia. Mancavano le prove che determinate modalità di assistenza fossero valide e addirittura che non fossero in realtà dannose e si andò quindi affermando l'idea che si dovessero ridiscutere le pratiche ostetriche in base alla loro reale efficacia. Come scriveva Enkin nel 1996[4]: "Per sostenere di essere in grado di migliorare gli esiti di salute di donne sane e dei loro bambini gli ostetrici hanno la precisa responsabilità di dimostrare che i loro interventi producono più benefici che danni". Continuava poi ricordando come già nel 1922 Johnston e Stodall avevano dimostrato che non vi era diversità nel tasso di infezioni tra donne che avevano o meno subito la rasatura dei peli del pube in travaglio e come ancora 70 anni dopo negli ospedali era in uso la rasatura a tutte le donne (tricotomia di routine)[5] e concludeva raccomandando la: "necessità urgente di tradurre queste evidenze nella pratica clinica".

Finalmente ci si era resi conto del bisogno di evidenze e prove di efficacia per cui è cominciata l'era della medicina basata sulle evidenze. Per medicina basata sulle evidenze (EBM) si intende quel tipo di medicina che si avvale di studi di tipo scientifico.

Nel tempo sono stati fatti studi di diverso livello e credibilità; ecco alcuni indicatori utili per capire:

Il tipo di studio più importante e credibile è quello "multicentrico randomizzato controllato", laddove multicentrico sta per condotto in diversi centri sanitari, randomizzato sta per scelta casuale dei soggetti, controllato sta per confrontato con un gruppo di persone su cui la pratica in esame non viene effettuata.

Il tipo di più basso livello è quello portato avanti solo sulle opinio-

ni di esperti.
Più casi clinici vengono studiati più è credibile uno studio.
Dal momento che in questi anni sono stati condotti numerosi studi su diversi aspetti dell'ostetricia si è arrivati a un'ulteriore evoluzione delle evidenze, il loro raggruppamento in una "metanalisi". La metanalisi raggruppa tutti gli studi credibili condotti su un dato tema e trae le conclusioni finali riguardo a un argomento. Per esempio: se 100 studi confermano la dannosità di una pratica ostetrica e altri 10 ne incoraggiano l'uso, la medicina basata sulle evidenze ci spinge ad acquisire l'informazione dal gruppo più numeroso e con studi di maggiore importanza. Un altro esempio: se per un argomento esistono 3 studi clinici randomizzati controllati che dicono "NO" e 10 studi basati su opinioni di esperti che dicono "SI" vince comunque il no perché il primo tipo di studi ha senz'altro più peso.
L'EBM è stata di enorme aiuto e conforto per tutti coloro che credevano nel rispetto della fisiologia in gravidanza e nel parto perché ha dimostrato abbastanza efficacemente come molte delle pratiche comunemente usate fossero non solo spesso inutili, ma spesso anche francamente dannose.

Cercare di limitare le pratiche inutili e dannose fu il senso di un documento dell'OMS - *Tecnologia appropriata alla nascita* - del 1985, che sottolineava le pratiche da implementare e quelle da abolire o da non usare come routine:

RACCOMANDAZIONI DELL'OMS[6]

1. Il benessere psicologico della neo-madre deve essere assicurato non soltanto permettendo il libero accesso durante il parto a un membro della famiglia a sua scelta, ma anche favorendo la possibilità che riceva visite nel periodo post-natale. Inoltre, l'equipe terapeutica deve assicurare un sostegno emotivo sia in presenza che in assenza di persone che accompagnano la donna e che non appartengono all'istituzione.

2. A tutte le donne che partoriscono in una istituzione deve essere garantito il rispetto dei loro valori e il diritto di mettere in pratica quelle pratiche che appartengono alla loro cultura, come il modo di vestire, sia se stesse che il bambino, la consumazione di cibi culturalmente significativi, l'utilizzazione finale della placenta e altre manifestazioni inerenti alla loro cultura. I servizi perinatali devono sforzarsi a ogni costo di adattarsi a tali pratiche culturali, senza pregiudizio per la loro efficacia.
3. Il parto non dovrebbe essere indotto per comodità. E l'induzione del parto dovrebbe essere riservata a più specifiche indicazioni mediche. Nessuna regione geografica dovrebbe avere tassi di travaglio indotto superiori al 10%.
4. I Paesi con alcuni tra i più bassi tassi di mortalità perinatale al mondo hanno tassi di cesareo sotto il 10%. Chiaramente non c'è giustificazione in alcuna specifica area geografica di avere più del 10-15% dei parti con taglio cesareo.
5. Non c'è alcuna prova che con un precedente taglio cesareo trasversale basso sia richiesto un ulteriore taglio cesareo per la gravidanza successiva. Parti vaginali dopo un cesareo dovrebbero essere di norma incoraggiati dove è possibile disporre di un servizio di emergenza per un eventuale intervento chirurgico. La legatura delle tube di falloppio non è un'indicazione per il taglio cesareo. Ci sono molti metodi più semplici e più sicuri per la sterilizzazione delle tube.
6. Non c'è nessuna indicazione per la rasatura del pube e per il clistere prima del parto.
7. Normalmente la rottura delle membrane non è richiesta fino a uno stadio del parto abbastanza avanzato. La precoce rottura artificiale delle membrane, come processo ordinario, non è scientificamente giustificata.
8. Le donne gravide non dovrebbero essere poste in una posizione litotomica durante il travaglio o il parto. Dovrebbero essere incoraggiate a passeggiare durante il travaglio e ciascuna donna dovrebbe poter decidere liberamente che posizione adottare durante il parto.

9. Durante il parto, la somministrazione ordinaria di farmaci analgesici o anestetici che non siano specificatamente richiesti per correggere o prevenire una complicazione del parto, dovrebbe essere evitata.
10. Non c'è alcuna prova che il monitoraggio elettronico fetale abbia un effetto positivo sull'esito del parto. Il monitoraggio elettronico fetale dovrebbe essere condotto soltanto in casi medici accuratamente selezionati (in relazione ad alti tassi di mortalità perinatale) e nel travaglio indotto. I Paesi in cui sono disponibili monitor elettronici fetali e personale qualificato, dovrebbero condurre indagini per selezionare specifici gruppi di donne gravide che potrebbero beneficiare del monitoraggio elettronico fetale. Fino a quando non saranno noti i risultati, i servizi nazionali di assistenza sanitaria dovrebbero astenersi dall'acquistare nuove attrezzature per il monitoraggio.
11. L'uso sistematico dell'episiotomia non è giustificato. Dovrebbe essere valutata e adottata la protezione del perineo tramite metodi alternativi.
12. Il neonato in salute dovrebbe restare con la madre ogni volta che le condizioni dei due lo permettano. Nessun processo di osservazione della salute del neonato giustifica la separazione dalla madre.
13. Si deve promuovere immediatamente l'inizio dell'allattamento al seno, persino prima che sia lasciata la Sala Parto.
14. L'allattamento costituisce l'alimentazione normale ideale del neonato e dà allo sviluppo del bambino basi biologiche ed effetti impareggiabili.
15. In gravidanza si raccomanda una educazione sistematica sull'allattamento al seno, poiché attraverso una educazione e un sostegno adeguato tutte le donne sono in grado di allattare il proprio bambino al seno. Si deve incoraggiare le madri a tenere il bambino vicino a loro e a offrirgli il seno ogni volta che il bimbo lo richiede. E si raccomanda di prolungare il più possibile l'allattamento al seno e di evitare il complemento di aggiunte. Una madre in buona salute non ha bisogno di alcun complemento fino a 4-6

mesi di vita del bambino.

Allo stesso tempo vi fu la pubblicazione della prima edizione del libro cardine della EBM: "L'efficacia delle procedure di assistenza alla gravidanza e al parto"[7] in cui si incoraggiava l'uso di alcune pratiche, per esempio le posizioni libere durante il travaglio e il parto, per definitivamente scoraggiarne altre come per esempio l'uso del clistere di routine all'inizio del travaglio.
Ti dico tutto ciò non per annoiarti ma per farti capire come vi sia un grosso dibattito interno all'ambiente medico su tutto quello che riguarda la salute delle donne e dei loro bambini per far sì di ricominciare a tener fede al primo comandamento della medicina e cioè "non nuocere".
Purtroppo c'è uno scoglio che anche la medicina delle evidenze non può superare senza uscirne ammaccata ed è quello della medicalizzazione diffusa della nascita. Infatti, anche gli studi migliori sono condotti in ambienti spesso fortemente medicalizzati dove anche volendo non si possono ricreare quelle condizioni che permettono alla fisiologia del corpo di funzionare al meglio. In particolare, per alcuni momenti della nascita l'ambiente che circonda la donna e il bambino e quello che gli operatori sanitari fanno è fondamentale per l'attivazione o meno degli ormoni che fanno sì che tutto vada per il verso giusto. Una ricerca condotta seppur con tutti i criteri scientifici in un ambiente medicalizzato può contenere in sé un errore di fondo (BIAS) difficilmente modificabile a meno di cambiare completamente il tipo di assistenza e non solo la pratica in esame. Ad esempio, si è visto come al momento del secondamento (quando viene espulsa la placenta) la perdita di sangue e il rischio di emorragia sia minore nel momento in cui alla madre venga somministrata una dose di ossitocina intramuscolo di routine (quindi a tutte le donne), anche nei casi più fisiologici (cioè normali).
Eppure viene da chiedersi come ha fatto il genere umano a sopravvivere per migliaia di anni se ogni donna rischia di morire dissanguata a meno che non le venga iniettato un farmaco, dal momen-

to che le iniezioni di ormoni non esistevano fino a pochi anni fa.
La risposta sta probabilmente nell'errore di fondo, come ci fa notare Michel Odent[8], che anche uno studio così ben condotto può comportare e cioè quello di non considerare che, affinché il corpo della donna che ha appena partorito funzioni a dovere contraendo l'utero e impedendole di perdere sangue, vi è la necessità di una situazione ambientale che non disturbi il contatto tra madre e figlio. In questo modo avverrà quel picco di secrezione di ossitocina che permette all'utero di contrarsi a perfezione e alla madre di non sanguinare in maniera eccessiva. Giustamente, le ricerche condotte in ambiente medicalizzato a questo proposito hanno rilevato che iniettare una dose di ossitocina diminuisce il rischio di emorragia, ma la necessità di tale intervento nasce dal fatto che il primo contatto tra madre e bambino è stato disturbato e non viene da un errato funzionamento del corpo delle donne. Il disturbo può essere causato da molti fattori, anche quelli che in ambiente medico sembrano irrisori: una temperatura non adeguata (troppo freddo come spesso succede nelle sale parto), troppi rumori (tutti che parlano, per il sollievo di vedere che è andato tutto bene, il rumore delle attività normali di una sala parto), il taglio del cordone troppo anticipato (che oltretutto disturba l'adattamento del neonato alla respirazione polmonare), la separazione del bambino dalla madre (il bagnetto, la visita del pediatra, la pesatura, le misurazioni, tutte cose che si possono fare dopo un paio di ore o anche dopo).
Questo è un esempio classico di errore che solo difficilmente può essere corretto durante gli studi su larghe fasce di popolazione come sono quelle utili agli studi statistici. Purtroppo al momento attuale sono sempre di meno le donne che vanno incontro a un parto non medicalizzato, per cui è estremamente difficile che si possa produrre uno studio a carattere scientifico basandosi su questo tipo di dati.
La EBM resta un elemento cardine per la medicina del futuro purché i suoi risultati possano continuare a essere letti criticamente e continuamente aggiornati.

Note

1. Rich A., *Nato di donna*, Garzanti 1983.
2. Forleo, Baiocco, Ferrarotti, *Manuale di assistenza alla nascita: il taglio cesareo*, COFESE 1987.
3. Gaskin I.M., *La gioia del parto*, Bonomi 2003.
4. Enkin M., *La necessità di una ostetricia basata sulle prove di efficacia*, 1996.
5. Quando ho cominciato a lavorare in ospedale nel 2002 (!) la tricotomia veniva ancora praticata di routine, ben 80 anni dopo lo studio citato sopra.
6. Da *D&D* n. 27.
7. Enkin, Keirse, Chalmers, *L'efficacia delle procedure di assistenza alla gravidanza e al parto*, RED 1993.
8. Odent M., *L'agricoltore e il ginecologo*, Il leone verde 2006.

Capitolo III
Il tuo corpo... una vera forza della natura

È proprio vero, il tuo corpo sano è una meraviglia. Funziona in modo affascinante e praticamente perfetto finché interferenze esterne non vanno a provocare disturbo e a volte danno. Ci sono elementi di disturbo che può tollerare e altri che si rivelano subito dannosi. Tu possiedi il più grande pregio e difetto dell'essere umano in quanto animale: una estrema adattabilità. L'adattabilità è un pregio in quanto ti consente di superare grandi difficoltà, ma può essere un'arma a doppio taglio poiché ti rende tollerante a situazioni che alla lunga non sei più in grado di gestire. Durante l'evento nascita questa estrema adattabilità unita alla tua grande razionalità può portarti ad accettare interventi che possono interferire pesantemente con la tua armonia interiore.
I grandi regolatori dell'armonia del corpo sono gli ormoni.

Gli ormoni e la gravidanza

Capire la relazione tra gli ormoni e le circostanze in cui vengono prodotti è fondamentale per capire le vere necessità di una donna in gravidanza e in particolare durante il travaglio e il parto.
Purtroppo, al momento attuale, sono sempre di meno coloro che si occupano di nascita in grado di comprendere esattamente la fisiologia della donna in travaglio e alcune semplici regole che fanno sì che tutto fili liscio e che si debba intervenire solo in quei rari casi in cui le cose non vanno per il verso giusto. Le scuole per i medici e le ostetriche prevedono un tirocinio da svolgersi presso

strutture ospedaliere dove è piuttosto difficile che si possa verificare una nascita veramente indisturbata, per cui già durante la formazione gli operatori sanitari vengono indotti a credere che quella che vivono in ospedale sia la normalità della nascita
Inoltre anche chi ha avuto la possibilità di capire come offrire assistenza senza disturbare il processo della nascita e renderlo quindi più sicuro spesso deve fare i conti con la realtà che la/lo circonda, con la paura di non poter giustificare la propria condotta di fronte a protocolli e linee guida che prevedono l'intervento piuttosto che il non intervento.
Come scrive Odent: "... le ragioni comunemente usate per spiegare l'alto tasso attuale di tagli cesarei - monitoraggio elettronico fetale continuo, paura delle denunce, carenza di ostetriche, cambiamenti nel ruolo delle ostetriche, alti tassi di induzione di travaglio, uso frequente di analgesia epidurale e diversi aspetti dell'industrializzazione della nascita in generale - sono fondamentalmente le conseguenze della diffusa mancanza di comprensione della fisiologia della nascita".
Voglio parlarti quindi brevemente di ormoni perché questo può aiutarti a capire che collegamento c'è tra il tipo di assistenza che viene comunemente proposta e l'alto tasso di tagli cesarei.
Secondo la definizione di Guillemin, premio Nobel per le sue ricerche sul sistema ipofisi-ipotalamo, un ormone è: "una sostanza prodotta da una cellula che diventa attiva su un'altra cellula vicina o lontana".
Gli ormoni sono quindi i responsabili dell'attivazione di numerosi meccanismi e risposte del nostro corpo.
Ogni ormone ha il suo antagonista, che viene prodotto allo stesso tempo. L'uno ha la meglio sull'altro a seconda delle necessità e delle circostanze.
L'ossitocina è stata definita "l'ormone dell'amore" perché sembra che venga prodotta in tutte le situazioni di coinvolgimento fisico ed emotivo: in situazioni di convivialità, durante il rapporto sessuale, quando si travaglia e si allatta.
L'ossitocina è l'ormone che necessita all'utero per contrarsi e per

portare avanti il travaglio, ma serve anche per farlo contrarre fermamente dopo il parto in modo da far fuoriuscire la placenta ed evitare emorragie. Durante l'allattamento poi l'ossitocina serve per il riflesso di eiezione del latte e quindi per permettere al bambino di spremere il latte con più facilità, oltre a indurre il comportamento materno nella madre.

La sua secrezione endogena[1] è mediata o ostacolata dall'ambiente che ci circonda, il quale influenza pesantemente anche la secrezione delle catecolamine, i suoi antagonisti.

L'antagonista dell'ossitocina è in particolare una catecolamina chiamata adrenalina, ormone da tutti conosciuto come quello della paura.

Una donna che produce un picco costante, anche basso, di adrenalina, non riesce a produrre l'ossitocina necessaria perché il suo corpo riesca a svolgere con sicurezza le funzioni relative alla nascita.

Questo ci aiuta a comprendere come il travaglio e il parto per avvenire senza intoppi abbiano bisogno di un ambiente favorente, come del resto il fare l'amore. Come ti sentiresti ad avere un rapporto sessuale di fronte a dei medici e a tante persone che non conosci, in una stanza spesso fredda, con una luce forte direttamente puntata sulla tua vulva, in una posizione che magari non ti sembra comoda, di fronte a qualcuno che ti dice esattamente come devi fare... e tutti che pretendono che tu abbia pure un orgasmo?!

Sembra una domanda buffa eppure alla maggior parte delle donne viene chiesto di partorire proprio così.

Il disturbo alla secrezione naturale dell'ormone ossitocina è spesso costante in questo tipo di assistenza ormai universalmente considerata normale e porta a diverse conseguenze: contrazioni inefficaci, periodo espulsivo rallentato o più faticoso, perdite di sangue eccessive dopo il parto, seni ingorgati di latte.

Basta poco per disturbare la secrezione di ossitocina che si forma nell'ipotalamo: un ambiente percepito come poco sicuro e poco intimo, il freddo, la vista di sconosciuti a volte anche scostanti,

l'essere osservate (anche da una videocamera).
Se pensi che attualmente la gravidanza è spesso portata avanti con un alto livello di ansia dovuto ai numerosi esami a cui ci si deve sottoporre, alla poca empatia mostrata a volte dagli operatori sanitari, al ricovero in un ambiente spesso freddo, caotico ed estraneo come quello ospedaliero e a tutto quello che ho citato poco fa non ti meraviglierai più di come sempre meno gravidanze possano considerarsi totalmente sane. Non è sano nemmeno l'immaginario collettivo che circonda la gravidanza e la nascita, con pesanti conseguenze sulla salute delle donne e dei bambini, basti pensare a come viene tratteggiata la nascita in TV e al cinema.
Ho spesso visto donne ricoverate all'inizio del travaglio con contrazioni regolari ed efficaci che dopo poco rallentavano quasi completamente. Allora cosa si fa: si infonde ossitocina sintetica con la flebo, si attacca il monitoraggio a permanenza e comincia la cascata dell'intervento medico.
Mi ricordo recentemente di una situazione eclatante: una donna al secondo parto che è arrivata in pronto soccorso in pieno travaglio, alla visita era già avanti con la dilatazione e l'ho quindi accompagnata in Sala Parto aspettandomi la nascita di li a poco. Entrata in Sala Parto è stata subito attaccata al monitor, fatta sdraiare e rivisitata. Di lì a poco le contrazioni sono molto diminuite e il travaglio si è prolungato ben oltre quello che avremmo potuto prevedere.

L'ospedale prima crea il pericolo e inibisce i sistemi di adattamento, per poi sostituirsi in parte alle dinamiche fisiologiche inibite e apparire come salvatore dai pericoli.

Verena Schmid[2]

L'adrenalina può essere molto utile alla fine del travaglio quando è il momento di far uscire il bambino dal proprio corpo. Allora un picco improvviso di adrenalina provoca il "riflesso di eiezione del feto": poche spinte potenti che fanno nascere il bambino senza difficoltà. Ma il picco di adrenalina sufficiente a provocare questo

riflesso può avvenire solo se fino a quel momento i livelli di stress della donna che travaglia sono stati mantenuti molto bassi. L'adrenalina si mantiene bassa se la donna si sente al sicuro e protetta, in intimità e a una temperatura per lei gradevole, se può esprimere la sua parte istintuale senza inibizioni. Tutte le precedenti sono condizioni necessarie perché la secrezione ormonale durante il travaglio sia quella ideale. Vi sono altre situazioni che abbassano i livelli di adrenalina come per esempio il poter entrare in una vasca di acqua calda nella fase avanzata del travaglio, o al limite farsi una doccia calda.
Ecco la storia di Pamela che ha partorito tre volte, la prima in ospedale con epidurale, ventosa ed episiotomia, le altre due volte a casa: "Quando io e mio marito abbiamo deciso di avere un figlio, sono rimasta subito incinta e devo dire che tutta la gravidanza ha rispettato le mie rosee aspettative. Niente nausee, mi sentivo benissimo, non lavoravo quindi avevo molto tempo per pensare a me stessa, concentrarmi sul pancione in crescita, insomma prendermi cura di me. Come da copione abbiamo rispettato un po' l'iter delle prime gravidanze, visite ginecologiche fisse, molte analisi, corso pre-parto. Ricordo ancora con molto piacere tutto quel periodo: mio marito tutto per me, con coccole e massaggi tutte le sere. Avendo passato così i nove mesi ero proprio convinta che anche il parto sarebbe andato benissimo, forte anche delle informazioni ricevute al corso seguito in ospedale. Facevo tutti gli esercizi e le respirazioni consigliate, leggevo molto e dai racconti dell'ostetrica che teneva questo corso mi ero convinta che i dolori del parto potevano assomigliare grosso modo a quelli mestruali e che una buona respirazione mi avrebbe aiutata molto. Quando al termine della 40ª settimana di gravidanza la sera verso le 23.00 cominciai a sentire qualche piccola contrazione, fui subito convinta che il momento tanto sognato era arrivato. Ci siamo precipitati in ospedale per poi scoprire che le contrazioni erano ancora molto leggere e che, vista la carenza di posti letto, un centimetro di dilatazione non era sufficiente per ricoverarmi. Il tutto è proseguito cambiando ospedale diverse volte alla ricerca di quello che avrebbe consentito anche a mio marito di par-

tecipare e che soprattutto possedesse il rooming-in. Solo verso le due abbiamo finalmente trovato un posto in ospedale dove sono stata subito attaccata al monitoraggio e informata sulla procedura da seguire. La notte è passata tra contrazioni sempre più forti e non sono riuscita a trovare nessun medico che mi permettesse di alzarmi o di bere e mangiare. Soffrivo molto per la mancanza di movimento, nessuno mi diceva cosa stava succedendo, ma solo che stavo andando troppo a rilento. Ero visitata ogni ora dal personale medico (sempre differente) fino a quando verso le dieci di mattino sfinita e sinceramente scoraggiata ho chiesto di potete avere l'epidurale, a seguito della quale il ginecologo di turno mi disse che era venuto il momento di rompere le membrane artificialmente (cosa che fece senza troppe formalità!). A quel punto il processo fu molto accelerato e alle due del pomeriggio fui portata in sala parto dove mi fu praticata l'episiotomia e venne usata la ventosa insieme alla manovra di Kristeller (vedi *Glossario*). Il trauma fu molto forte e ancora di più la delusione per non aver affrontato quel momento in maniera diversa, ma il solo fatto di avere la piccola tra le mie braccia mi fece dimenticare tutto. I giorni che seguirono furono molto duri a causa dei punti e dei muscoli molto doloranti. Mi ci volle più di un mese prima di riprendermi completamente. Circa tre anni dopo con mio marito decidemmo di avere un altro bambino e la mia ginecologa mi informò subito che avendo subito episiotomia e ventosa quasi sicuramente il parto successivo sarebbe andato così se non col cesareo. Mi spiegò che il taglietto praticato la prima volta sarebbe diventato routine. Non capivo molto bene perché davano per scontato che non potessi partorire in modo più naturale... Decisi allora di fare varie ricerche e finalmente trovai due ostetriche che mi spiegarono che l'iter da seguire non doveva necessariamente essere quello. Pian piano recuperai molta fiducia in me stessa e proseguii con la seconda gravidanza in modo più sereno. Decisi di tentare un cammino differente mi informai sul parto in casa. Rimasi subito affascinata dalla naturalezza con cui le ostetriche ne parlavano, pur rimando cosciente che poteva essere una cosa effettuabile solo in seguito a una gravidanza sana e senza problemi. Da subito sparì ogni paura per non aver più sottomano il sostegno dell'ospedale e anzi mi convinsi sempre più che la sola forza della donna era necessaria per partorire. I nove mesi passarono tra nausee e stanchezza ma finalmente arrivò il momento atteso del parto. Alle prime contrazioni chiamai le ostetriche che furono subito pronte a venire. Speravo veramente che tutto procedesse bene e di non aver bisogno di nuovo dell'episiotomia, o della ventosa e soprattutto dell'ospedale. Le contrazioni in un'ora diventarono subito molto forti e ravvicinate. Passai il tempo seguente sotto la doccia calda e finalmente dopo solo 3 ore dall'inizio delle contrazioni nacque il piccolo Josh. Certo tutto era stato nuovo, poiché l'epidurale del primo parto non mi aveva permesso di assaporare ne le contrazioni e neanche il momento dell'espulsione di mia figlia. In poco tempo mi ritrovai felice con il mio bambino tra le braccia, provando ad allattarlo e molto euforica perché ero riuscita a farlo da sola. Da quel momento ebbi più fiducia in me stessa e quando a distanza di 15 mesi scoprii di aspettare il terzo bambino, la decisione fu subito presa. Avrei partorito in casa senza dubbio e sarei stata io a gestire travaglio e parto. Decisi di essere seguita dagli stessi angeli custodi che mi avevano confortata, massaggiata e rincuorata nel parto precedente, proprio nei momenti in cui ero molto stanca e pensavo di non riuscire. Per fortuna la gravidanza fu fisiologica e portata al termine delle 40 settimane. Il terzo parto però si è rivelato una sorpresa, nel senso che le contrazioni iniziate la notte dopo poche ore sono scomparse per poi tornare dopo altre 12 ore. Il ritmo era molto lento e irregolare. Le ostetriche mi rincuoravano dicendomi che ogni gravidanza era differente e che il terzo figlio a volte faceva di questi "scherzi". Certo è che dopo un paio di ore ero spossata, non avevo più voglia di sopportare il dolore... Cercavo solo qualcuno che potesse aiutarmi a uscire da quella situazione di blocco. Devo dire che il lavoro di ostetrica si può fare solo con molta passione, perché aspettare tanto tempo che un parto segua il suo percorso fisiologico invece di accelerarlo o provocarlo è stancante e a volte interferisce con gli impegni familiari. Rimasero con me per circa 24 ore seguendo le mie contrazioni che andavano e venivano. Adesso ricordo con molto piacere quel momento in cui ci siamo scambiate chiacchiere e confidenze tra donne, in cui abbiamo bevuto litri di tè e mangiato fette di torta cercando di far passare il tempo... Solo nelle prime ore della mattina con la rottura spontanea del sacco amniotico le contrazioni cominciarono ad accelerare e a prendere un ritmo molto più regolare fino a quando in pochi minuti successe tutto quello che non era avvenuto nelle 24 ore precedenti. Sentii immediatamente il bisogno di spingere, molto più forte che nelle precedenti esperienze. Il bisogno era talmente impellente che non riuscivo a fare altro nonostante il fortissimo dolore alla schiena. In tutta questa situazione fui molto rincuorata dalle loro parole e dal fatto di giocare in casa. Potevo bere (cosa che mi fu vietata in ospedale), potevo urlare, potevo camminare... Finalmente persi totalmente il controllo, non sapevo più dove ero e chi c'era intorno a me, ero solo concentrata sull'aiutare mia figlia a nascere. Le parlavo, cercavo di aiutarla nel cammino. Ed ecco che come per magia riuscii a sentire la sua piccola testa uscire, la toccai e poi di seguito ebbi la totale e completa percezione del suo piccolo corpicino che sgusciava fuori. E tutto questo assistita dalle mie splendide amiche ostetriche e dai miei due figli che nel frattempo si erano svegliati. Melissa la più grande partecipò attivamente accanto alle ostetriche che le spiegavano passo passo cosa stava succedendo per non spaventarla. Poi le abbiamo fatto tagliare il cordone ombelicale della piccola sorellina Emma. Il piccolo era in braccio a mio marito e mi assistevano da vicino. È stato un momento talmente intenso e pieno di emozioni, fuori era molto freddo, pioveva e dentro nel calore di casa eravamo in quattro donne che aiutavamo una piccola futura donna a nascere. Ecco cosa si faceva una volta, ecco perché era riservato solo alle donne di poter assistere al parto; forse è vero solo una donna può capire o almeno partecipare in maniera così presente a un avvenimento unico: la nascita di un bambino".

Il travaglio dalla parte del bambino

Per anni si è detto che il travaglio poteva essere nocivo per il bambino e che i nati da taglio cesareo erano avvantaggiati dall'aver "sofferto di meno". Finalmente si è riconosciuto il ruolo che ha il travaglio nell'adattamento del neonato alla vita extrauterina. Tutti gli studi più recenti sul TC confermano che i nati da TC in travaglio stanno tendenzialmente meglio. Il travaglio infatti mette in moto tutta una serie di risposte ormonali fetali che consentono la migliore partenza nella vita in particolare attraverso l'adattamento dei polmoni alla respirazione extrauterina.

Quando è finalmente pronto per nascere, il bambino comincia a produrre alti livelli di catecolamine che, insieme ad altri fattori, sono la scintilla che fa partire il travaglio. Per questo è molto importante che sia il bambino a comunicare di essere pronto alla vita esterna all'utero perché ciò è la migliore garanzia che il suo sistema respiratorio sia pronto ai grandi cambiamenti che l'aspettano. Ed è per questo motivo che le ultime linee guida in fatto di TC raccomandano di non eseguire il TC elettivo prima delle 39 settimane, a meno che non vi siano controindicazioni al proseguimento della gravidanza, e se possibile di aspettare l'inizio del travaglio anche quando il parto vaginale sia controindicato.

La funzione più importante dell'adrenalina fetale è quella di proteggere il bambino in utero dall'ipossia, cioè dalla mancanza di ossigeno. Una riduzione del flusso di ossigeno avviene fisiologicamente durante la contrazione uterina, ma con la pausa il flusso si normalizza consentendo al bambino di mantenere la sua risposta al travaglio positiva, senza sofferenza. In ogni caso il neonato è molto più resistente dell'adulto all'ipossia.

I bambini nati da un parto non disturbato sono colmi di ormoni che li gratificano del lavoro fatto, come le endorfine, e di adrenalina che li rende attivi, dagli occhi spalancati e pronti all'attaccamento con la madre.

Antidolorifici naturali

Cosa deve sapere la donna di oggi che si appresta a diventare madre? Deve sapere che farà un viaggio di grande trasformazione, un viaggio iniziatico al suo interno; un viaggio fatto di desiderio e paura, un viaggio di dolore e piacere, un viaggio in nome dell'Amore. E questo viaggio le darà una grande possibilità, di diventare madre ma soprattutto di diventare una nuova donna; una donna che avrà sperimentato la sua forza e i suoi limiti, che conoscerà meglio se stessa. Sarà una donna che avrà più fiducia in se stessa quella che potrà sostenere con forza l'essere madre. Deve sapere che farà un viaggio senza ritorno.[3]

Un altro elemento che da sempre crea problemi di comprensione è quello del dolore durante il travaglio e il parto. Per secoli si è detto alle donne che dovevano "partorire con dolore" per poi arrivare ai giorni nostri a definire il parto senza analgesia come "barbaro".

Eppure il nostro corpo possiede degli ottimi meccanismi di compensazione del dolore, che comunque rimane un potente alleato nel mantenimento della nostra integrità fisica.

In travaglio, durante la pausa tra una contrazione e l'altra, pausa che avviene sempre anche se a volte con intervalli brevi, il nostro corpo produce delle sostanze chiamate endorfine, o anche ormoni del benessere. Sono degli antidolorifici naturali, inducono benessere e gratificazione e favoriscono l'attaccamento madre-bambino. Appartengono alla famiglia degli oppioidi e quindi inducono anche dipendenza nel senso più positivo del termine.

Nel travaglio non disturbato, in cui il livello dell'assistenza è limitato al minimo indispensabile, in cui la donna si sente al sicuro e libera di esprimersi, in cui gli stimoli esterni sono pochi è raro che il dolore diventi insopportabile. Anche colei che vive il travaglio in maniera molto dolorosa non lo ricorda come elemento principale del parto. Le donne che riescono a partorire indisturbate, avendo la possibilità di produrre alti livelli di endorfine, sono pronte a ripetere l'esperienza, assicurando così la funzione essenziale della riproduzione della specie. Alla nascita del bambino, sempre in situazioni il meno possibile disturbate, sia lui che la madre sono colmi di oppioidi che stimolano la dipendenza l'uno dall'altra e viceversa, assicurando così i corretti comportamenti di accudi-

mento.
In genere, un dolore non sostenibile da parte della donna che travaglia significa che qualcosa non va, che la secrezione di endorfine è inibita o che si sta deviando dalla fisiologia. È molto importante poter distinguere tra il dolore legato all'evento nascita in quanto tale e quello dato da un travaglio patologico o pesantemente medicalizzato.
Regalia e Bestetti[4] definiscono quest'ultimo "dolore iatrogeno" cioè provocato proprio da quelle procedure che secondo molti dovrebbero "aiutare" la donna:
- induzione del travaglio;
- potenziamento con ossitocina;
- limitazione della libertà di movimento;
- visite ripetute e indelicate in travaglio;
- dilatazione manuale del collo dell'utero;
- manovra di Kristeller;
- episiotomia;
- episiorrafia (sutura di episiotomia ed eventuali lacerazioni perineali);
- separazione dal bambino subito dopo la nascita.

Le autrici riportano come in molti casi la percentuale di utilizzo di queste pratiche sia notevolmente più alta di quanto raccomandato dalle evidenze cliniche:
- l'induzione del travaglio è dimostrata utile nel 10% dei casi mentre negli ospedali italiani la media si aggira intorno al 20-25%;
- l'uso di ossitocina per aumentare la velocità del travaglio dovrebbe essere limitata al 15% dei casi mentre invece viene utilizzata mediamente nel 30% dei casi:
- il 65% delle donne non può decidere come muoversi o che posizione assumere in travaglio e al parto;
- le visite andrebbero effettuate possibilmente sempre dalla stessa persona, ogni 4 ore a meno di dubbi specifici, con il consenso della donna. Ciò accade raramente nelle nostre sale parto;

- la dilatazione manuale che andrebbe praticata solo in casi di emergenza a dilatazione quasi completa viene effettuata nel 5-6% dei casi;
- la manovra di Kristeller viene praticata quasi di routine in molte sale parto;
- il tasso di episiotomie non dovrebbe essere superiore al 10-15% dei casi mentre in Italia viene praticato nel 60-70% dei parti;
- il dolore che le donne provano durante l'episiorrafia viene spesso sminuito e l'anestesia praticata con noncuranza;
- il contatto prolungato con il bambino subito dopo la nascita è fondamentale per la sensazione di gratificazione che deve necessariamente esserci dopo un lavoro così intenso, ma molto spesso ancora viene impedito alle madri a causa dell'organizzazione interna della sala parto e del reparto, della paura dei neonatologi.

Il primo intervento per rendere sostenibile emotivamente e fisicamente il dolore dovrebbe essere sempre quello di capire cosa sta disturbando la donna in travaglio per poi operare dei cambiamenti ambientali, come per esempio: fare uscire una persona che crea ansia, aumentare la temperatura, restare in silenzio e evitare rumori molesti. Anche solo essere più accoglienti ed empatici può bastare. Ovviamente è molto importante limitare al minimo indispensabile interventi medici e, qualora necessari, praticarli con il consenso della donna. L'uso dell'acqua, sia come doccia che con l'immersione in una vasca di acqua calda, aiuta molto nella gestione del dolore.

Il vantaggio dell'immersione in acqua potrebbe essere anche quello di permettere di individuare con una certa precisione e senza aspettare troppo quello donne che realmente necessitano di un TC, come riportato dall'esperienza di Odent. Il meccanismo è questo: all'immersione in acqua a temperatura corporea vi è in genere un sollievo immediato dal dolore che fa abbassare il livello di ormoni dello stress e quindi provoca un aumento della secrezione di ossitocina. Ciò porta a un aumento significativo della dilatazione in poco tempo. Secondo Odent se ciò non avviene, se la dilatazione del collo dell'utero resta la stessa anche dopo l'immersione in acqua per 1 o 2 ore, allora è meglio passare direttamente al TC.

Analgesia epidurale

Per diminuire, o meglio eliminare il dolore, vi è attualmente la possibilità di usufruire dell'analgesia epidurale. È un ottimo metodo che consente di arrivare a una riduzione importante del dolore. A mio parere l'analgesia epidurale in travaglio andrebbe usata come ultima risorsa, solo dopo aver tentato almeno il cambiamento ambientale e l'acqua. Questo perché come qualunque intervento medico non è completamente esente da rischi ed effetti collaterali, seppure piuttosto rari. Inoltre, un aspetto da non sottovalutare è che la gestione dell'epidurale richiede di medicalizzare ancor di più il travaglio dal momento che, dopo essere stata effettuata, richiede il monitoraggio continuo del battito cardiaco fetale. Spesso poi viene accompagnata dall'infusione di ossitocina e anche dall'uso di ventosa o TC alla fine del travaglio dato che frequentemente gli ostetrici non sono abituati al fatto che l'uso dell'epidurale può portare a un periodo espulsivo molto lungo.
Secondo gli studi più recenti l'uso dell'epidurale in travaglio porta a un aumento:
- della durata del travaglio;
- dell'uso di interventi ostetrici (ossitocina, ctg a permanenza, ventosa);
- si discute ancora se porti a un effettivo aumento dei TC.

Esistono degli studi che sembrerebbero dimostrare come i bambini nati da parti in epidurale abbiano più difficoltà ad attaccarsi al seno, anche se non vi è un'evidenza scientifica conclusiva al riguardo.
Un altro problema dell'epidurale è dato dal fatto che interferisce con la produzione di endorfine endogene per cui, una volta finito

l'effetto dell'analgesia, il ritorno del dolore può essere inaspettatamente violento. Detto questo, trovo che prima di decidere per un TC sarebbe corretto proporre l'epidurale, se la situazione lo permette, perché potrebbe aiutare a evitare di andare in sala operatoria. Inoltre l'epidurale andrebbe proposta nei casi di:

- travaglio indotto;
- distocia del travaglio;
- dolore insostenibile nonostante il sostegno pratico ed emotivo e l'ambiente adatto.

Molte donne trovano l'epidurale fantastica, e lo è davvero, specialmente se ci si trova in una situazione di dolore intenso, senza avere idea del suo significato, senza la possibilità di muoversi, di avere accanto una persona di fiducia, senza poter usufruire dei potenti antidolorifici che il nostro corpo sa produrre nella situazione ambientale adatta. Allora l'anestesista diventa il "salvatore" e l'epidurale diventa la panacea di tutti i mali. È così che continua a perdurare l'idea che il parto sia talmente doloroso da essere insostenibile per le donne e che ci sia bisogno di qualcuno e/o di qualcosa che le salvi da loro stesse.

Nella mia esperienza professionale ho assistito alcune donne che avevano fatto un primo parto sotto epidurale e il secondo in casa, senza epidurale ovviamente. Il dolore era stato percepito con più intensità nel parto a domicilio che però viene descritto come un'esperienza nettamente migliore rispetto al parto ospedaliero con l'analgesia.

Il problema di per sé, per molte donne, non è la percezione del dolore, ma il modo in cui viene affrontato e il tipo di interventi e le interferenze che subiscono durante il travaglio.

Purtroppo rispetto ai vantaggi e svantaggi dell'analgesia epidurale si è creata molta confusione; sembra quasi che la scelta possa essere dettata da ragioni ideologiche: quelle dei "naturisti" o di "donna partorirai con dolore" contro quella dei "medicalizzazione a ogni costo" o "se c'è perché non usarla?".

Alle donne arriva un'informazione fortemente mediata da queste

differenti posizioni tutte gravate da pregiudizi. Spesso l'informazione non arriva neanche e la donna in travaglio si trova o in un luogo dove non può usufruire dell'analgesia a nessun costo o eventualmente solo a pagamento o dove questa tecnica viene offerta come si offrono delle caramelle a un bambino goloso. Ho assistito a scene del tipo: "vuoi soffrire come quella lì o vuoi l'epidurale?".
La questione va affrontata dal punto di vista dei reali vantaggi contro i possibili effetti collaterali a breve termine, quasi tutti conosciuti, e quelli a lungo termine, ancora non realmente indagati.
La scelta a mio parere deve essere della donna, purché sia stata messa in grado di farla consapevolmente dopo aver ricevuto un'informazione completa e onesta riguardo alla tecnica, ai suoi effetti collaterali, a che punto può essere offerta senza interferire troppo con l'andamento del travaglio, alle implicazioni del suo uso nel travaglio fisiologico e in quello distocico e soprattutto avendola ricevuta prima che il travaglio sia iniziato o perlomeno **prima** della sua fase più intensa. L'informazione sull'epidurale va fatta durante la gravidanza.
D'altro canto chi sta seguendo il travaglio di quella donna in particolare dovrebbe essere messo/a in grado di dire la sua sull'effetto positivo o negativo che l'analgesia potrebbe avere su quello specifico travaglio.
Molti sponsorizzano l'epidurale a tutte perché migliorerebbe gli esiti del travaglio normale dal momento che abbasserebbe la produzione di catecolamine che, come abbiamo visto, se troppo alta e cronica può produrre rallentamenti nel travaglio e sofferenza nel bambino. Il ragionamento è giusto e scientificamente provato, ma l'errore sta nell'applicarlo anche ai travagli fisiologici dove la produzione di catecolamine può essere mantenuta bassa grazie a un'assistenza accuratamente volta a mantenere l'armonia del travaglio.

Una testimonianza riguardo al parto con e senza epidurale

Scrive Simona: "Durante la mia prima gravidanza ho seguito un corso pre-parto con mio marito, documentandomi e scegliendo l'ospedale che ci dava più sicurezza, che poteva assicurarmi il rooming-in per tutto il periodo (volevo iniziare bene l'allattamento); per quanto riguarda il parto, che mi offrisse la possibilità di provare delle posizioni fisiologiche, seguendo quelle che, istintivamente, il mio corpo avrebbe assunto; ma soprattutto che ci fossero dei bravi anestesisti perché avevo scelto di ricorrere all'anestesia epidurale.

Le motivazioni che oggi, alla luce delle informazioni che ho raccolto e del percorso che ho intrapreso, mi sembrano ridicole e inaccettabili si basavano sul principio che laddove il dolore è una componente "inutile" va eliminato, per godersi appieno il parto, senza fatica, né prima né immediatamente dopo, perché l'anestesia fa perdurare i suoi "benefici" effetti per parecchie ore dal parto.

Quando sono arrivata in ospedale, di notte, nulla di tutto quello che ci avevano illustrato al corso si è verificato, a cominciare proprio dalla posizione durante il travaglio: sdraiata sul lettino dal momento del ricovero, in cui sono stata visitata e mi si sono rotte le acque, fino a quello espulsivo, rigorosamente monitorata e quindi immobilizzata e intrappolata in balia delle contrazioni che non potevo controllare e gestire in alcun modo e che mi facevano veramente paura.

In quella grande stanza illuminata da una luce al neon avevo chiamato più volte le ostetriche per un po' di conforto, per sapere cosa dovevo fare con quel monitoraggio e, soprattutto, quando me l'avrebbero tolto, ma senza risposta.

Avevo la sensazione di essere stata abbandonata e, sebbene ci fosse mio marito, avevo paura e non mi rendevo conto che di lì a poco avrei partorito mia figlia...

Provai anche ad applicare la tecnica di rilassamento che avevo appreso al corso, fiduciosa perché a casa l'avevo sperimentata con successo da quando era iniziato il travaglio, inoltre avevo trovato una posizione, ondeggiando seduta sul bordo del letto, che mi aveva aiutata a sopportare quelle prime ma intensissime e dolorose contrazioni.

Su quel lettino, però, era tutto più difficile e capii che era impossibile gestire quel dolore. Volevo muovermi, camminare, alzarmi, fare una doccia calda... oppure aggrapparmi a mio marito e farmi massaggiare i reni. Il monitoraggio impediva tutto ciò e, anche se razionalmente sapevo che quel dolore sarebbe finito presto, non potendolo gestire invocai urlando che mi facessero l'iniezione salvatrice e liberatoria: l'epidurale.
Superata la tensione e la paura dell'iniezione che produce una sorta di "scarica elettrica" sulla zona lombare, non si avverte più alcun movimento: né dolore né contrazioni, che posso vedere semplicemente sul monitor, divenuto ora mio "amico".
Non ho più sensibilità del mio corpo; sono l'ostetrica e il ginecologo, a cui mi affido totalmente, che mi guidano.
Alla fine della fase dilatante avevo anche una flebo al braccio per l'ossitocina e dell'ossigeno che il ginecologo mi faceva inalare con la mascherina, per aiutarmi. Mi dicono come e quando respirare più profondamente, quando fare pipì, aiutandomi con un piccolo catetere, mi aiutano ad alzarmi e a spostarmi vicino al letto per permettere all'ostetrica di trasformare il lettino e passare dal travaglio al parto. E anche se in quel momento mi rendevo conto che mancavano pochissimi minuti e avrei abbracciato finalmente la mia cucciolina, tuttavia avevo l'impressione che tutto ciò stesse capitando a qualcun altro, non riuscivo a credere che sarebbe stato tutto così veloce.
Guardando il monitor il ginecologo mi diceva quando spingere, e di ricordarmi di tenere gli occhi chiusi per non far rompere i capillari; facevo forza aiutandomi con mio marito che mi teneva i pugni chiusi. Sono state sufficienti poche spinte, cinque o sei.
Concentrandomi avvertivo una sorta di onda che arrivava ma non sentivo alcun dolore, l'ostetrica nel frattempo usava l'olio di mandorle sul perineo, per non farmi lacerare.
Quando stava uscendo la testa mi hanno guidato nelle pause tra una spinta e l'altra e mi ricordo di aver pensato: "sono proprio bravi, come avrei fatto senza di loro?".
La risposta, in effetti, me la sono data dopo due anni e sette

mesi... con il mio secondo parto, in casa, assistita dalle due ostetriche che mi hanno seguito durante tutta la gravidanza.
Avevo deciso di partorire senza interferenze, senza causare traumi al mio piccolo, nell'intimità della nostra casa, in quelle stanze e con quei suoni a lui sicuramente già familiari, ma soprattutto senza medici e farmaci inutili. Sentivo che potevo farcela, e ogni volta che avevo un po' di timore per il dolore del parto, ne parlavo con la mia ostetrica, che mi rassicurava facendomi notare che l'avevo saputo gestire bene durante la mia prima gravidanza, finché ero a casa e potevo muovermi... mi hanno aiutata molto anche dei libri sul parto "naturale" che ho letto prima e durante la seconda gravidanza, su consiglio di una carissima amica con cui ho condiviso questa meravigliosa esperienza dall'inizio e che forse non ringrazierò mai abbastanza perché mi ha aiutata, indirizzandomi verso le persone giuste, nel mio percorso verso la riscoperta di un parto "attivo" e naturale.
Desideravo molto che il travaglio iniziasse di notte e si concludesse di mattina, mentre l'altra bimba era all'asilo... e così è stato.
Dopo qualche falso allarme, il giorno precedente il travaglio vero e proprio ho perso il tappo di muco e si sono avviate delle contrazioni molto leggere e irregolari. La sera mi ha visitato l'ostetrica e mi ha consigliato di andare a dormire, nell'eventualità di un inizio travaglio che, in effetti, si sarebbe scatenato di lì a poche ore...
Mi sono svegliata con una contrazione abbastanza forte. Era l'1.30, non sono più riuscita a dormire e mi sono trasferita in sala, ho messo il mio cd di musica classica preferito e ho ricamato a punto croce in un'atmosfera ovattata: c'eravamo soltanto io e il mio bimbo che, stavolta lo percepivo nettamente, aveva messo in moto il meccanismo meraviglioso della nascita.
Quando sentivo che stavano per arrivare le contrazioni mi alzavo dal divano e mi lasciavo ondeggiare appoggiandomi con le mani a un mobile o al bracciolo del divano, concentrandomi sulla musica e su un'immagine a cui ricorro per rilassarmi: una spiaggia bianchissima e un mare cristallino... ero in balia di quelle emozioni e respirando profondamente riuscivo a sopportarle.

Sono andata avanti così fino alle 5 del mattino, con qualche episodio di vomito, durante il quale accorreva mio marito; poi le contrazioni si sono fatte via via più ravvicinate e ho capito che era arrivato il momento di chiamare la mia ostetrica.
Ero serena e fiduciosa che tutto sarebbe andato bene, e mi piaceva particolarmente l'idea di non dovermi angosciare per il fatto di non sapere quando andare in ospedale, come era successo per il primo parto. Al contrario, dover aspettare l'ostetrica a casa mi ha dato molta tranquillità.
Dopo che mi hanno visitata e appurato che il travaglio stavolta era iniziato, ho continuato ad assecondare i movimenti che il mio corpo richiedeva per gestire il dolore, stando inginocchiata per terra sui cuscini e appoggiando le braccia sul divano: tutto avveniva nel modo più semplice e naturale, mentre la mia piccola dormiva beata nel suo lettino fuori era ancora buio.
Si alternavano contrazioni che mi facevano sudare e quindi mi spogliavo, ad altre che immediatamente dopo mi facevano venire dei brividi di freddo… non so come avrei fatto senza quell'angelo custode della mia ostetrica che per un'oretta almeno mi ha massaggiato in modo meraviglioso i reni e le spalle e mi appoggiava la coperta sulle spalle per poi toglierla dopo pochi minuti… e così via.
Qualche ora dopo, erano le otto del mattino e mia figlia si era svegliata venendomi a salutare in tutta tranquillità, l'ostetrica mi propone di camminare un po' e di andare in bagno, anche per fare una doccia calda. Acconsento e con un po' di fatica entro nella vasca e mi faccio fare un piacevolissimo massaggio con l'acqua calda sui reni, poi propongo di immergermi completamente nella vasca e… cambia completamente la mia dimensione. Mi sembra di non avvertire più quei dolori così intensi, li sento attutiti e mi lascio andare: penso alle scene bellissime di un filmato che avevo visto sui parti in acqua di alcune donne in Russia, che nuotavano e mettevano al mondo i loro figli nel mare, assistite dalle loro ostetriche…
Mentre ero in acqua improvvisamente ho sentito chiaro il deside-

rio di spingere. L'ostetrica mi dice di fare quello che sento e intanto arriva anche la seconda ostetrica.
Poi ci spostiamo nuovamente in sala, preferisco stare accovacciata per terra nella fase espulsiva, perché nell'acqua, con la temperatura calda, la mia pressione bassa e lo sforzo delle spinte finali che mi attende, non penso di farcela, ho paura di svenire. Così, aiutata da mio marito a cui mi aggrappo in tutti i sensi, cammino e provo un'emozione mista a felicità e trepidazione perché sto per conoscere il mio pulcino! Sento che manca veramente poco... spingo e improvvisamente sento un calore indescrivibile, è la testa che si incorona, suppongo, e penso al libro di Ina May, tengo la bocca aperta, come mi raccomanda l'ostetrica che mi dice anche di lasciarmi andare. Cerco di non combattere quelle contrazioni finali, mi faccio travolgere e mi abbandono al mio bimbo... lui sa sicuramente quello che deve fare, e anche il mio corpo: ora lo so!
Quando il bambino è sgusciato fuori è stata la sensazione più bella che abbia mai provato: improvvisamente il dolore è scomparso, quella tensione che avvertivo nei tessuti del perineo, lo stiramento all'ennesima potenza... nulla più, soltanto una enorme, incontenibile gioia per averlo finalmente dato alla luce, con tutta me stessa e poterlo vedere e toccare... che miracolo la vita!!!
Il mio pensiero va alle emozioni provate con il mio primo parto... ho l'impressione al confronto di non aver partorito così naturalmente come invece ho sempre detto; la sensazione è di essermi privata, con l'epidurale, di una fase fondamentale del parto, in cui si risvegliano istinti antichi e primordiali, dove prevalgono gli impulsi naturali sul raziocinio e dove il dolore è una componente importante e necessaria, un alleato per entrambi, mamma e bambino, e non un nemico da combattere.
I benefici del parto in casa si sono manifestati sotto gli occhi di tutti, a cominciare dalla ripresa che è stata immediata e, a differenza della precedente esperienza, ho potuto dormire senza l'intromissione di visite inopportune, che ho gestito nei giorni seguenti.
Durante una visita di controllo, a casa, l'ostetrica mi ha detto che probabilmente l'euforia e quella energia incontenibile che mi por-

tava anche a fare più di quello che probabilmente avrei dovuto nel post-parto nasceva dalla consapevolezza di essere riuscita a partorire con le mie forze, ed è sicuramente così, ma senza il loro appoggio non sarebbe stato così bello e indimenticabile".

Note

1. Per endogeno si intende: prodotto dal nostro corpo.
2. Schmid V., "I sistemi fisiologici di adattamento e le risorse endogene" *D&D* n. 29.
3. Da: La Prova, Castagneti, Serafini, Todras, "Il dolore delle donne nel travaglio di parto", *L'arco di Giano* 2001.
4. Bestetti G., Regalia A., *Il dolore è ... nel parto*, Ed. Mimesis, 2006.

Capitolo IV
La nascita e l'evoluzione del cesareo

Le origini

La storia del cesareo risale all'antichità, a quando la mortalità materna da parto era ancora molto elevata. Si trattava del cosiddetto cesareo "post-mortem" e veniva praticato dopo la morte della madre per dare una sepoltura separata al figlio. In occidente, per esempio, la "lex cesarea" non permetteva di seppellire il corpo della donna morta in gravidanza senza prima estrarre il bambino perché ciò equivaleva ad annullare le sue speranze di vita.

In effetti sono riportati storicamente dei casi di sopravvivenza del figlio nato da un cesareo post-mortem come per esempio racconta Plinio a proposito di Scipione l'africano.

La parola cesareo deriva del resto dal verbo latino "caedo" che significa tagliare e, in epoca romana, coloro nati da taglio cesareo "post-mortem" venivano chiamati "caesoni". Probabilmente il nome della famiglia dei Cesari deriva da un antenato nato in questo modo.

In epoca cristiana il cesareo "post-mortem" continuò a essere praticato nella speranza di poter almeno battezzare il feto prima che morisse ed evitargli il Limbo.

Intorno al 1700 vi furono anche degli editti che sancirono l'obbligatorietà del taglio cesareo per tentare di salvare il bambino non appena la madre non avesse dato più segni di vita.

Il cesareo era, all'epoca, un'operazione mortale per la donna e per

molti secoli nessuno immaginò di poterlo praticare su una donna ancora viva. Non esistevano il concetto di sterilità, né l'anestesia, né tantomeno gli antibiotici, e questo rendeva praticamente impossibile la sopravvivenza a un intervento così invasivo.
Esiste però una descrizione poetica sulla nascita dell'eroe persiano Rustam, cantata dal poeta Firdouzi intorno all'anno mille, da cui si evince che l'intervento fu praticato sulla madre viva.
Per quanto riguarda l'occidente le prime testimonianze di cesareo su donna viva risalgono al 1500 circa, ma praticamente nessuna riusciva a sopravvivere, per cui per molto tempo ancora prevalse l'idea che fosse meglio sacrificare il feto per cercare di salvare la madre.
La pratica del taglio cesareo comunque continuò nonostante che vi fossero illustri chirurghi che lo ritenevano contrario al comandamento "non uccidere" come riportato in una disputa tra colleghi intorno al 1700.
Si cominciarono a praticare sempre più tagli cesarei nonostante la mortalità materna fosse altissima.
Intorno alla fine dell'800 la mortalità materna da taglio cesareo era di circa il 60%, ma da qualche anno era stato introdotto l'uso dell'anestesia (anche se nulla a che vedere con le moderne tecniche anestesiologiche) e questo riduceva la mortalità da shock per il dolore.
Negli stessi anni inoltre si cominciò finalmente a dare retta alle teorie di Semmelweiss, un medico da tutti irriso perché aveva parlato del rapporto tra la non pulizia delle mani e degli strumenti e il diffondersi delle infezioni. Infatti, fino ad allora non si era a conoscenza del concetto di sterilità e ci vollero molti anni perché i chirurghi accettassero anche solo di lavarsi bene le mani tra un intervento e l'altro. I guanti di gomma infatti furono adottati universalmente solo intorno al 1910.
Continuando a operare, spesso con esito mortale, si svilupparono le moderne tecniche di sutura e di incisione riuscendo così a migliorare, grazie anche all'anestesia e agli antibiotici, la sopravvivenza delle donne sottoposte a cesareo.

I tempi moderni

Migliorando, fortunatamente, i tassi di sopravvivenza delle donne sottoposte a cesareo l'operazione si è andata diffondendo e si è cominciato a usarla sempre più spesso e con indicazioni sempre meno fondamentali. Dagli anni '70 a oggi il tasso di tagli cesarei è triplicato un po' ovunque, consentendo ad alcuni di parlare di "epidemia di tagli cesarei".

Spesso il cesareo è un meraviglioso intervento che permette di salvare la vita alla madre e/o al nascituro; altre volte permette di diminuire eventuali rischi legati a una situazione di patologia; spesso, negli ultimi anni in particolare, aiuta a risolvere situazioni di media difficoltà per la madre, il bambino o gli operatori sanitari; altre volte, purtroppo sempre più spesso, viene praticato senza alcuna ragione medica.

Attualmente si tratta di un intervento talmente abusato che di fatto tutti sono relativamente capaci di effettuarlo in modica sicurezza. In ogni caso, rimane un intervento che comporta statisticamente un rischio di morte per la madre di circa 4 volte superiore al parto per via vaginale per la donna a basso rischio. Inoltre è ormai evidente che per i nascituri un cesareo senza reale indicazione medica rappresenta un rischio in quanto ne aumenta la mortalità in maniera statisticamente significativa[1].

Cresce continuamente il numero di donne sottoposte a taglio cesareo e aumentano esponenzialmente i tagli cesarei in quanto si tende a ripeterli sulle donne che ne hanno già subito uno. Attualmente i tagli cesarei ripetuti sono circa il 25% del totale.

L'impatto a livello sociale è alto e i costi a livello di salute materna, fetale e di spesa sanitaria si fanno sentire e sempre più spesso si sente parlare di cesarei su richiesta delle donne; si stenta a crederlo eppure io stessa ho incontrato donne che avevano chiesto il cesareo, per diversi motivi. Sono convinta che nessuna di queste donne fosse stata adeguatamente informata sui rischi che comporta un taglio cesareo senza indicazione medica, compreso quello evidenziato scientificamente di recente di un aumento della mortalità neonatale. Quasi tutte queste donne sono state traumatizzate da un precedente parto medicalizzato o sono state indotte a credere che il parto sia un evento traumatico e terribilmente doloroso da "evitare" ricorrendo al taglio cesareo. C'è ancora chi illustra il cesareo alle donne come la soluzione indolore e meno rischiosa per il bambino commettendo un enorme errore professionale: quello di non offrire un'informazione corretta.

Secondo le linee guida del NICE (National Institute for Clinical Excellence), organismo di alto valore scientifico inglese, su diecimila casi di donne sottoposte a TC[2]:

- 900 avranno dolore all'addome contro 500 nel caso di un parto per via vaginale;
- 10 avranno un danno alla vescica contro 0.3 nel caso di un parto per via vaginale;
- 50 avranno bisogno di un ulteriore intervento contro 3 nel caso di un parto per via vaginale;
- 80 avranno bisogno di un'isterectomia (asportazione dell'utero) contro 1 o 2 nel caso di un parto per via vaginale;
- 90 saranno trasferite in rianimazione contro 10 nel caso di un parto per via vaginale.

Inoltre le donne sottoposte a TC avranno un rischio aumentato di:

- ricoveri più lunghi;
- rientro in ospedale;
- morte;
- infertilità;
- placenta previa in gravidanza successive;
- rottura d'utero durante gravidanze successive.

Esistono ovviamente indicazioni assolute a effettuare un taglio cesareo, cioè quei casi in cui il parto vaginale è realmente troppo pericoloso in quanto i rischi che potrebbero correre la madre e il nascituro superano di gran lunga i benefici dati dal parto spontaneo.

Per esempio, nel distacco di placenta franco, non vi sono dubbi

che vada praticato un taglio cesareo urgentissimo poiché tale complicanza (rara) può portare alla morte della madre e del bambino se non si interviene in tempo.
Ci sono poi le indicazioni relative, cioè quelle in cui la bilancia costo/beneficio pende relativamente a favore del taglio cesareo, ma in cui il parto per via vaginale non è del tutto controindicato. Oppure per indicazione relativa si intende quella in cui rispetto al parto vaginale normale si sa già che potrebbe esserci qualche difficoltà in più, ma non è detto che si verifichi. La zona di grigio e le sue sfumature sono molte in questo caso ed è difficile dire con certezza se sia meglio una modalità di nascita piuttosto che un'altra.
Per esempio, nel caso di un bambino di peso elevato molti ritengono che si debba praticare un TC elettivo, cioè a prescindere dal travaglio, per paura che alla nascita si possa avere quella che viene definita "distocia di spalla". Quando viene loro detto che il bambino potrebbe rimanere incastrato e subire una "lesione del plesso brachiale"[3] o addirittura un'asfissia grave, la maggior parte delle donne è pronta a sottoporsi a un cesareo senza pensarci due volte. Ma esistono molti fattori che non vengono spiegati:

1) Come si fa a dire che il bambino è troppo grosso? Troppo grosso in base a quali parametri? In genere la stima del peso fetale viene fatta attraverso l'ecografia. L'ecografista ha un margine d'errore del 10% in più o in meno, questo significa che se un bambino viene stimato di 4 kg potrebbe pesare 3,600 kg come 4,400 kg. Le ultime linee guida del NICE sull'assistenza in gravidanza ci dicono che la stima del peso fetale non andrebbe fatta. Ho visto molte donne farsi fare il cesareo perché era stato loro detto che avevano un bambino di peso superiore ai 4 kg e poi ritrovarsi fra le braccia un piccolo di 3,500 kg o poco più!
2) La distocia di spalla può avvenire anche nel caso di bambini di peso molto inferiore, anche 3,400 kg, anche se è vero che il rischio aumenta relativamente con l'aumentare del peso. È quindi imprevedibile.
3) La distocia di spalla si può quasi sempre risolvere con le oppor-

tune manovre e senza farsi prendere dal panico. Purtroppo molti operatori sanitari non sanno che tipo di manovre fare in questi casi. Alcune posizioni per il parto sono utili per prevenire la distocia di spalla perché ampliano le possibilità del bambino di sfruttare i diametri migliori del bacino materno durante il passaggio: in particolare quella accovacciata e carponi.

Esistono moltissime situazioni in cui il cesareo rappresenta una "possibile" riduzione del rischio e, dal momento che attualmente nessuno probabilmente è stato ancora denunciato per aver praticato un cesareo inutile, almeno non in Italia, alla minima difficoltà spesso si tende a scegliere la strada per la sala operatoria. Quando una donna si sente dire che è a rischio la vita o l'integrità di suo figlio non esita a sottoporsi all'operazione.

Le ragioni per farlo... e per non farlo

Qui cerco di informarti su quali sono le motivazioni più o meno serie per le quali procedere a un taglio cesareo. Questo dovrebbe renderti più consapevole di quello che ti viene proposto in modo da poter contrattare le diverse possibili alternative. Da operatore sanitario ti posso dire che quando vi è qualche modica difficoltà nel travaglio e parto, trovarsi di fronte una donna consapevole e motivata a far nascere naturalmente il suo bambino aiuta molto nella decisione di continuare a provare invece di precipitarsi in sala operatoria.

Le **indicazioni assolute**, cioè indiscutibili, per praticare un cesareo sono le seguenti:

Distacco di placenta
La placenta si stacca prima del tempo dalle pareti dell'utero provocando sanguinamento nella madre e mancanza di ossigenazione al bambino. A volte non vi è sanguinamento esteriormente, ma una grave sofferenza acuta del bambino e possibile shock nella madre. Il TC deve essere effettuato tempestivamente in urgenza. Alcune

patologie in gravidanza, come la pressione alta, aumentano la possibilità di questo evento non frequente.

Placenta previa centrale

La placenta ricopre totalmente la bocca dell'utero. La placenta previa si scopre in gravidanza: ecograficamente o in maniera sintomatica perché è causa di sanguinamenti. Se la placenta ricopre completamente la bocca dell'utero il parto diventa impossibile o comunque troppo pericoloso per la madre e il bambino. Prima di una certa epoca gestazionale, in genere 24 settimane, non è corretto fare diagnosi ecografica di placenta previa perché la placenta tende a risalire con il passare delle settimane. Comunque prima di 36-37 settimane, anche se è stata fatta diagnosi di placenta previa, non bisogna disperare perché la placenta può innalzarsi per stiramento e non creare quindi più problemi per un parto vaginale. L'aver subito un taglio cesareo aumenta la possibilità di placenta previa per successive gravidanze.

Presentazione trasversa del feto

Il bambino è messo per traverso e non si riesce a girare né con la testa in giù, né in su. È piuttosto rara e inoltre a volte il travaglio permette al bambino di trovare la giusta posizione soprattutto in donne che hanno già partorito, ma la posizione trasversa se persiste può diventare pericolosa perché sollecita l'utero in modo eccessivo durante le contrazioni. Si può tentare il rivolgimento per manovre esterne a partire dalla 37ª settimana di gravidanza per tentare di convincere il bambino a mettersi a testa in giù. Le maggiori possibilità di riuscita si hanno se c'è ancora tanto liquido, se si sono avuti altri bambini, se si usano farmaci per rilasciare l'utero durante la manovra.

Sproporzione feto-pelvica reale

Si ha quando la testa del bambino non riesce a passare attraverso il canale del parto, cioè il bacino della madre. È realmente verificabile solo in travaglio avanzato: può essere dovuta a un bambino troppo grosso in relazione al bacino materno e/o a una presentazione anomala del bambino (per esempio quella detta “di fronte”). Potersi muovere liberamente durante il travaglio e nella fase espulsiva diminuisce la possibilità di una mancata discesa della testa del bambino nel bacino

Prolasso di funicolo
Il cordone ombelicale scende nella vagina prima della testa del bambino e viene compresso in maniera tale da impedire l’afflusso di ossigeno al bambino. È un evento raro che può avvenire anche per l’abitudine di rompere artificialmente le membrane quando la testa del bambino non è ancora bene impegnata nel canale del parto. Questa manovra, che si chiama amniorexi, a volte può essere utile ma solo in casi selezionati e non certo di routine come ancora si usa fare in molti ospedali. Mentre si prepara per un TC urgentissimo la testa del bambino viene tenuta lontana dal cordone premendola con una mano e ponendo la donna con il bacino più in alto della testa.

Le **indicazioni relative**, cioè discutibili e variabili a seconda delle situazioni, stanno diventando sempre di più. Alcune sono importanti e le evidenze più recenti pendono a favore del TC. In tutti i casi la scelta va fatta con cautela tenendo conto dei possibili rischi per il bambino oltre che per la madre. Di alcune si può discutere caso per caso, altre sembrano francamente futili e dettate dal clima di paura che ho citato precedentemente. Vi sono alcune patologie rare di cui scelgo appositamente di non parlare poiché la scelta della modalità di parto più adeguata va fatta insieme lo specialista che se ne occupa:

Infezione da HIV
Il ricorso al TC elettivo diminuisce le possibilità che il bambino si possa infettare; si stanno studiando dei metodi per far sì che il contatto con il sangue materno sia il minimo possibile anche durante il cesareo.

Infezione da epatite B
Il TC non riduce il tasso di infezione del neonato. Vanno somministrate al neonato immunoglobuline e vaccino entro 12-24 ore dalla nascita.

Infezione da epatite C
Il TC non riduce il tasso di infezione del neonato.

Herpes genitale
Risultare positive per l'Herpes virus a livello ematico non è un motivo valido per effettuare il TC; se invece al momento del parto vi sono lesioni in fase attiva allora può essere consigliabile il TC, per evitare il rischio di trasmissione al bambino.

Infezione da HPV - Condilomatosi
Il TC non è raccomandabile a meno che le lesioni di cui la donna è portatrice ostruiscano la via d'uscita per il neonato.

Patologie renali
Di per sé la presenza di problemi renali non impedisce di poter partorire per via vaginale. Il problema può nascere nel momento in cui ci sia compromissione renale che peggiora durante la gravidanza. Allora può esserci bisogno di intervenire per terminare la gravidanza appena possibile, innanzitutto tentando un'induzione.

Preeclampsia
Pressione arteriosa alta, sopra 140 la massima e sopra 90 la minima, associata a proteine nelle urine (più di 300 mg nelle 24 ore); è possibile tentare una terapia con antipertensivi. Se non si riesce a tenere sotto controllo la pressione e gli esami ematici sono alterati può essere necessario espletare il parto non necessariamente con TC, se il feto supera i 2 kg grammi si può indurre il travaglio.

Colestasi gravidica - epatogestosi
Un'alterazione degli enzimi epatici che si rivela tramite l'esecuzio-

ne di esami di laboratorio (transaminasi e acidi biliari) o anche in forma sintomatica con un prurito non collegabile a lesioni della cute o forme allergiche. Vi è il rischio di una nascita prematura e nel caso di acidi biliari particolarmente elevati di morte intrauterina. È possibile effettuare una terapia, ma se questa non ha successo può essere indicato far nascere il bambino. Nei casi più seri può essere indicato il TC qualora l'epoca gestazionale sia inferiore a 35 settimane o l'induzione fallisca.

Patologie oculari
In letteratura non sono segnalati casi di peggioramento del distacco di retina o miopia elevata in seguito alla gravidanza e non vi è collegamento con la modalità di parto. Nonostante si continui a proporre il TC in questi casi, l'intervento non è giustificato.

Precedente intervento di miomectomia
Il rischio è quello di una rottura d'utero durante la successiva gravidanza o travaglio. Bisogna però distinguere tra i miomi intramurali, che richiedono un'incisione che ha dovuto aprire la cavità uterina, e quelli sottosierosi o superficiali per togliere i quali non è necessario lasciare una cicatrice estesa sul muscolo uterino; nel primo caso la possibilità di rottura d'utero è più alta e quindi può essere ragionevole effettuare un taglio cesareo. Nel secondo caso il rischio di rottura d'utero è molto basso.

Precedente taglio cesareo
Pur essendo molto alto il ricorso al TC ripetuto, i pro e i contro vanno discussi accuratamente.
Le ultime linee guida concordano nell'affermare che una donna con uno o due precedenti TC con una incisione trasversa bassa, in assenza di controindicazioni al parto per via vaginale dovrebbe essere candidata al VBAC (vaginal birth after cesarean - parto vaginale dopo cesareo.)
Più avanti troverai un capitolo tutto dedicato all'argomento della scelta in questo caso.

Sofferenza fetale acuta
Per sofferenza fetale acuta si intende un drammatico calo improvviso della frequenza del battito cardiaco fetale. Può essere sovrastimata ed è una motivazione molto usata per effettuare un TC. L'aumento di TC per sofferenza fetale è dovuto in gran parte all'uso indiscriminato della cardiotocografia in travaglio che come esame diagnostico è gravato da una moltitudine di falsi positivi[4]. Succede molto spesso di effettuare un TC urgente per sofferenza fetale e trovarsi di fronte a un neonato in perfetta salute. Bisognerebbe poi poter distinguere la sofferenza fetale iatrogena, cioè quella indotta dalle pratiche mediche. Infatti per la donna a basso rischio tutta una serie di procedure comunemente usate in ospedale (accelerazione del travaglio con ossitocina, amniorexi, CTG continuo, non libertà di movimento, mancanza di intimità e/o di sostegno, farmaci vari, digiuno forzato, spinta forzata) possono risultare disturbanti per il buon andamento del travaglio e addirittura indurre sofferenza fetale.

CTG non rassicurante
Espressione sempre più usata per indicare un monitoraggio con delle alterazioni che possono prestarsi a un'interpretazione di tipo patologico. Cioè la CTG non rassicura il medico sulle condizioni di benessere del feto per cui si decide di estrarlo dal grembo materno tramite TC.
Secondo le ultime linee guida la CTG non andrebbe usata nelle donne con gravidanza a basso rischio, a meno che non vi siano dubbi all'auscultazione intermittente del battico cardiaco fetale (BCF), perché aumenta:
- la medicalizzazione;
- il ricorso a interventi ostetrici come ventosa, manovra di Kristeller e TC,

senza diminuire contestualmente la mortalità perinatale.
Negli ultimi anni si è potuto dimostrare che l'80% dei danni cerebrali nei neonati avviene prima del parto e non è facilmente riconoscibile né prevenibile.

La CTG in gravidanza, sempre per le donne e i bambini a basso rischio, non ha valore se non casuale nel prevenire le morti intrauterine dal momento che esse sono eventi spesso improvvisi e acuti.

Sofferenza fetale cronica, ritardo di crescita intrauterino

Per sofferenza fetale cronica si intende la condizione di un feto che nell'utero non si alimenta a sufficienza, sofferenza che si può esprimere con un accrescimento non adeguato (il cosiddetto ritardo di crescita intrauterino), con un rallentamento della crescita e, in casi estremi, con la morte intrauterina.
Si tende a "tirare fuori" dall'utero questi bambini con TC proprio nel timore di un danno cerebrale o di una morte intrauterina, ma numerose linee guida evidenziano come non sia detto che il TC migliori gli esiti. Sono situazioni che necessitano di controlli adeguati sia in gravidanza che in travaglio, per poter valutare l'appropriatezza di ogni intervento

Problemi cardiaci della madre

La decisione va presa previa consulenza con lo specialista.
Spesso i ginecologi consigliano alle donne che hanno problemi cardiaci anche minori di sottoporsi a TC elettivo per evitare di incorrere nell'affaticamento dovuto alla "spinta". I cardiologi attualmente sostengono che solo rarissime cardiopatie richiedono il ricorso a un taglio cesareo. Ci tengo a ricordare che nella fisiologia, e se non ci sono interventi esterni, il periodo espulsivo del parto comporta uno sforzo di poco superiore a quello di andare di corpo quando si è stitiche.

Epilessia

Non è giustificato il ricorso al TC.

Prematurità grave

Non esistono ancora evidenze conclusive per decidere se sia realmente vantaggioso per un bambino molto prematuro nascere con il cesareo. Ci sono evidenze che sia preferibile un parto vaginale se la presentazione è cefalica anche a 24 settimane. Se la presentazione è podalica ci sono più controversie.

Macrosomia fetale

Con questa definizione si designano feti di peso superiore ai 4 kg. La stima del peso fetale effettuata con l'ecografia è una stima approssimativa con un errore a termine di più del 10% in eccesso o in difetto. Diversi autori consigliano di prendere in considerazione di effettuare un taglio cesareo quando il peso previsto è superiore a 4,5-4,7 kg. In questi casi l'impegno della testa fetale nel bacino può essere difficile e può essere aumentato il rischio di una distocia di spalla, situazione che ho descritto all'inizio di questo capitolo. Considera però che quella che si fa in gravidanza può essere solo una stima del peso fetale, che spesso si discosta notevolmente dalla realtà. In caso di stima di un peso fetale superiore a 4 kg conviene comunque attendere l'inizio del travaglio e valutarne l'andamento; è raro che se il travaglio avanza con regolarità e non vengono fatte manovre intrusive si sviluppi una distocia di spalla.
Il timore di una distocia di spalla non è un motivo valido per sottoporre al TC una donna con un bambino di peso intorno ai 4 kg dal momento che è un'eventualità in cui può incorrere anche un bambino con un peso inferiore.
Le linee guida del NICE sconsigliano di effettuare una stima del peso fetale in gravidanza.

Gemellarità

Di per sé non è un'indicazione valida per effettuare un TC.
Attualmente si tende a fare spesso il TC in quanto è facile che uno dei gemelli si trovi in presentazione anomala.
In generale se il primo gemello è in presentazione cefalica è corretto tentare il parto per via vaginale anche se il secondo si presenta in posizione podalica.

Presentazione podalica

Uno studio molto recente[5] rimette totalmente in discussione quanto affermato da uno studio clinico controllato multicentrico con un campione numeroso del 2000 condotto sui nati podalici a termine di gravidanza che affermava come i bambini nati da parto vaginale podalico a termine di gravidanza fossero più a rischio di morte ed esiti neurologici rispetto ai nati con TC.

Secondo Glezerman, l'autore di questo studio del 2006: "La maggior parte dei casi di morte e morbilità neonatale presentati nello studio sui nati podalici a termine di gravidanza non può essere attribuita alla modalità di parto". L'autore conclude affermando che la raccomandazione di effettuare il TC sui podalici dovrebbe essere ritirata e valutata in base all'esperienza del Centro.

Le ultime linee guida pubblicate sia in Italia che in Inghilterra si basano sullo studio del 2000 e quindi raccomandano di effettuare il TC nel caso di un podalico a meno che il bambino non stia proprio per nascere.

Attualmente in Italia si tende a praticare il TC, soprattutto se si tratta del primo parto. Inoltre, da quando si è cominciato a praticare il TC a tutte, o quasi, le donne che avevano un bambino podalico, sono pochi gli operatori sanitari che hanno un minimo di pratica riguardo all'assistenza al bambino podalico.

Un altro studio del 2006, e quindi non presente nelle linee guida già citate, è quello di comparazione tra donne che effettuavano il TC programmato o il parto vaginale programmato in caso di bambino in posizione podalica. In questo studio si nota come delle donne che avevano scelto il parto per via vaginale il 71% riusciva a partorire e che non vi erano differenze significative negli esiti tra le due modalità di parto.

Secondo il NICE a una donna con un bambino in presentazione podalica va offerto il Rivolgimento per Manovre Esterne (ECV) a partire dalla 37ª settimana di gravidanza, perché tale manovra consente in molti casi di far girare il bambino e quindi di evitare il TC.

L'ECV va praticata sotto controllo ecografico, usando dei farmaci per rilasciare l'utero (tocolitici) e potendo usufruire della possibilità di effettuare un TC urgente. La manovra ha successo mediamente in 6-7 donne su 10 al primo figlio, in 8-9 donne su 10 in chi ha già avuto un figlio.

Le complicanze all'ECV sono rare e comprendono il distacco parziale di placenta, una bradicardia fetale transitoria, l'attivazione del travaglio.

La manovra non è dolorosa per la mamma e il bambino e consiste nel sollevamento manuale del podice dall'esterno sull'addome favorendo il rivolgimento del feto con una capriola in avanti.

Vale sicuramente la pena di tentare.

Tra i metodi "naturali" per tentare di far girare un bambino ci sono:

- la moxibustione (moxa): un sigaro di artemisia viene avvicinato acceso al punto più esterno del mignolo della donna. È l'equivalente dell'agopuntura e dello shiatsu. Si effettua dalla 32-33ª settimana e deve essere applicata tutti i giorni per due volte.
- le posizioni: provare a stare con il bacino più in alto della testa più volte al giorno.

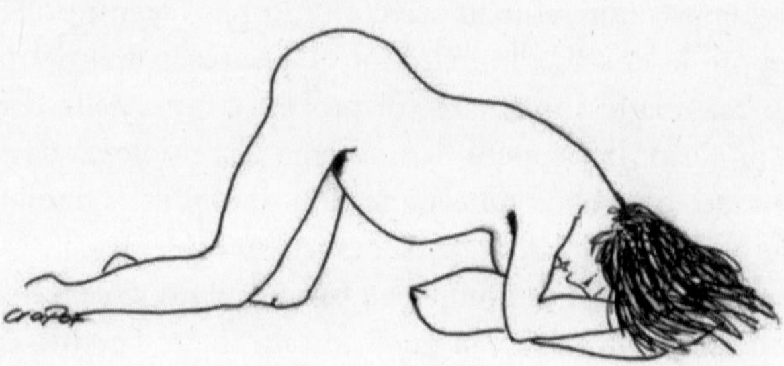

Importante! Se hai deciso di sottoporti a TC poco prima di entrare in Sala Operatoria è saggio chiedere di confermare la presentazione podalica soprattutto se non sei al primo figlio. Sono stati fatti vari TC per presentazione podalica con il bambino già di testa!

Età materna avanzata
Un falso problema a meno che non vi siano particolari patologie.

Gravidanza preziosa
È un errore pensare di salvaguardare il bambino da problemi effettuando il cesareo elettivo, cosa che viene comunemente proposta alle donne che hanno effettuato l'inseminazione artificiale o che hanno avuto una storia di infertilità; le evidenze più recenti evidenziano un aumento della mortalità neonatale qualora non vi siano motivi più validi per praticare il TC.

Precedente morte intrauterina
Idem come sopra, a meno che non vi siano patologie materne collegate alla situazione precedente e che possano sconsigliare il proseguimento della gravidanza.

Fobia del parto
In genere provocata dai racconti di zie, cugini, passanti, colleghi d'ufficio, dai media, dal tessuto sociale, dalla medicalizzazione della gravidanza, non è un motivo valido per eseguire un TC. Quasi sempre le donne che chiedono il TC per paura del parto non sono realmente informate sui pro e i contro delle diverse modalità di parto. Il recupero del sostegno alla fisiologia da parte degli operatori aiuterebbe notevolmente a diminuire il numero di donne che restano traumatizzate dall'esperienza del parto.
Vi sono alcuni rari casi di donne che hanno subito violenze particolari e che non si sentono in grado di affrontare l'evento parto dal punto di vista emotivo; sono casi da valutare con particolare attenzione, anche se in realtà un parto non-violento potrebbe essere per una donna che ha subito violenza sessuale un'occasione importante di "guarigione".

Volontà della donna
Un ginecologo ha il diritto di rifiutare di eseguire un TC senza indicazione clinica dopo aver informato la donna dei pro e dei

contro della sua scelta[6]; quest'ultima può ovviamente cercare qualcuno che sia disposto ad assecondarla consapevole del fatto che vi è un'*evidenza* del settembre 2006 che sottolinea un aumento di mortalità nei nati da TC senza indicazione clinica (cioè senza necessità legata a cause mediche)[7].

Le linee guida inglesi del 2004 (NICE) a proposito del taglio cesareo offrono un importante spunto di studio e riflessione:

- per quanto riguarda la presentazione podalica ribadiscono che andrebbe proposta alla donna e tentata la "versione per manovre esterne" del bambino prima di procedere a un eventuale TC programmato in caso di fallimento della manovra. In Italia è difficile trovare qualcuno che sappia o sia disposto a praticare questa manovra o anche solo a proporre alla gestante delle posizioni che possono aiutare a far girare il bambino;
- consigliano di non programmare i TC elettivi prima della 39ª settimana di gestazione perché vi è il rischio di tirare fuori un bambino immaturo che possa avere problemi respiratori;
- confermano che, pure quando realmente necessario, è bene effettuare il TC con un travaglio già avviato, perché il travaglio mette in moto nel bambino tutta una serie di reazioni ormonali che lo preparano alla vita fuori dall'utero. Anzi, è il bambino a dare il segnale che è pronto per nascere e a far partire il travaglio stesso;
- ribadiscono il concetto che ogni donna è libera di rifiutare il TC anche qualora l'operazione comporti un vantaggio per sé o per il bambino che porta in grembo;
- ricordano che le donne che scelgono il parto a domicilio sono meno a rischio di effettuare un TC;
- confermano che l'epidurale di per sé non aumenta il rischio di incorrere in un TC. Quello che succede spesso con l'epidurale e che ha creato ben presto la sensazione che potesse contribuire ad aumentare il tasso di TC, è che a volte aumenta di molto i tempi del periodo espulsivo del parto creando la falsa sensazione che ci sia qualche problema. Con l'epidurale bisogna avere ancora più pazienza e finché le condizioni della madre e del bambino sono

buone non dare dei tempi limite oltre i quali intervenire;
- ci fanno notare che il rischio per il bambino di essere ferito con il bisturi durante l'operazione è del 2%;
- propongono che le donne cesarizzate in buone condizioni possano cominciare a mangiare e bere quando vogliono;
- confermano che l'uso del monitoraggio cardiotocografico aumenta il ricorso al TC. Qualora l'uso del CTG sembri segnalare un problema bisognerebbe ricorrere alla determinazione del ph[8] del sangue fetale tramite un piccolo prelievo effettuato sulla testa del bambino. Questo permette di sapere se il bambino è veramente in difficoltà ed effettuare quindi un TC. Il problema della CTG sta nel fatto che spesso fa sembrare patologico quello che non lo è, segnala cioè molti falsi positivi;
- confermano che offrire un sostegno alla donna durante tutto il travaglio riduce il ricorso al TC;
- ribadiscono che bisognerebbe offrire pieno sostegno alle donne informate che vogliono tentare un VBAC;
- suggeriscono l'importanza del contatto pelle a pelle tra madre e neonato anche con il TC;
- chiedono di proporre alle donne l'anestesia loco-regionale. Una revisione sistematica del 2006, cioè uno studio che confronta tutti i vari studi già effettuati su di un dato argomento, fa notare che non esistono evidenze conclusive nettamente a favore di un tipo di anestesia in confronto all'altro. L'anestesia generale può avere dei vantaggi come meno nausea e vomito, mentre l'anestesia regionale comporta meno perdita di sangue e meno brividi. Lo studio conclude che la scelta del tipo di anestesia a cui sottoporsi potrebbe essere lasciata alla donna in base al desiderio di essere cosciente o meno durante l'intervento.
- consigliano ai ginecologi di suturare in doppio strato l'incisione sull'utero. Anche secondo Ina May Gaskin ciò riduce ulteriormente la possibilità di una rottura d'utero con una seguente gravidanza.

Nonostante le linee guida aiutino la scelta di effettuare o meno un cesareo non sempre può essere facile e chiaramente risolvere il problema. Esistono tante situazioni in cui la decisione di operare o meno deve essere influenzata dalla presa in considerazione di quel caso come unico e a sé stante.

I tempi del cesareo

Ecco cosa succede quando si viene sottoposte a taglio cesareo, con piccole variazioni a seconda che si tratti di un intervento in urgenza, programmato o d'elezione.
Per intervento **d'urgenza** si intende quello praticato come salvavita per la madre e/o per il neonato, oppure praticato in una situazione di stallo e/o di dubbio che qualcosa non stia andando per il verso giusto. I suoi tempi di attuazione sono piuttosto rapidi: dai 10-15 minuti nel primo caso, fino ai 30-60 minuti nel secondo e terzo caso, tra la decisione di intervenire e l'inizio dell'operazione.
Per taglio cesareo **programmato** si intende quello deciso prima dell'insorgere del travaglio, ma che viene praticato in un tempo diverso da quello previsto perché non si può più aspettare o perché è cominciato il travaglio.
L'intervento **elettivo** è quello deciso al di fuori del travaglio e praticato "su appuntamento", cioè in un giorno prefissato e durante una seduta operatoria.

La preparazione e i tempi del cesareo sono più o meno sempre gli stessi; se si tratta di un intervento in urgenza il tutto può essere svolto con una notevole rapidità e anche con una certa concitazione. Altrimenti l'atmosfera dovrebbe essere più rilassata. La sequenza degli interventi non è necessariamente quella qui descritta, poiché ci possono essere delle variabili a seconda dell'organizzazione del reparto e dell'urgenza o meno dell'intervento:

- vieni tenuta a digiuno (con l'urgenza non sempre è possibile) per cercare di evitare complicazioni dovute a un eventuale anestesia generale a stomaco pieno;
- viene effettuato un prelievo di sangue e un elettrocardiogramma

(per gli interventi programmati questo avviene qualche tempo prima dell'intervento);
- viene effettuata la tricotomia - rasatura dei peli della zona superiore del pube (non è necessario che sia estesa anche alla vulva);
- viene effettuato un clistere (non si fa nei casi urgenti);
- vieni spogliata e vestita con un camice aperto di dietro, ti viene chiesto di togliere le lenti a contatto, eventuali anelli, orecchini, collane. Se hai dello smalto ti viene tolto. Ti viene messa una cuffietta sui capelli;
- viene inserito un catetere nell'uretra - la vescica dovrebbe restare vuota durante l'intervento così da limitare la possibilità di traumi e/o danni;
- viene incannulata una vena - viene cioè inserito un ago-cannula in una zona tra la piega del gomito e la mano. Tolto l'ago resta una cannula attraverso la quale si possono iniettare farmaci e liquidi;
- ti viene chiesto di firmare un "consenso informato" all'intervento, nel quale sono spiegati tutti i rischi a cui puoi andare incontro. Senza il tuo consenso non è possibile effettuare l'operazione;
- vieni accompagnata in Sala Operatoria - probabilmente ora saluti i tuoi parenti e/o il tuo compagno prima di entrare. In alcune Sale Operatorie è possibile che il padre del bambino stia seduto accanto a te durante l'intero intervento, in altre viene fatto entrare a conoscere il bambino appena nato, ma non nella Sala Operatoria vera e propria;
- l'anestesista si presenta e ti fa delle domande che gli servono per capire quale tipo di anestesia proporti - per gli interventi in elezione o programmati questo succede prima del ricovero. Ti viene fatto leggere e firmare un consenso all'anestesia;
- vieni fatta sedere sul lettino operatorio:
  1. Se vieni sottoposta ad anestesia generale vieni fatta sdraiare e l'anestesista provvede ad addormentarti, dopo che ti sono stati posizionati degli elettrodi sul petto e il bracciale della pressione sul braccio, nonché un "saturimetro" su di un dito. Tutto ciò consente di "monitorizzare" le tue condizioni durante

tutto l'intervento.

2. Se vieni sottoposta ad anestesia regionale ti viene chiesto di stare seduta o di sdraiarti su un fianco. In entrambi i casi è fondamentale che tu cerchi di tenere la schiena incurvata verso l'indietro (come la gobba di un gatto). Se hai le contrazioni diventa più difficile, ma la tua collaborazione è preziosa per l'anestesista così da poter effettuare l'anestesia velocemente e senza procurarti troppo fastidio. L'anestesista fa un'iniezione di anestetico locale e poi inserisce un ago all'interno della tua spina dorsale cercando lo spazio giusto dove iniettare il farmaco. Appena fatto ciò vieni aiutata a sdraiarti. Sappi che l'anestesia spinale o epidurale toglie completamente il dolore dell'intervento ma non le sensazioni.

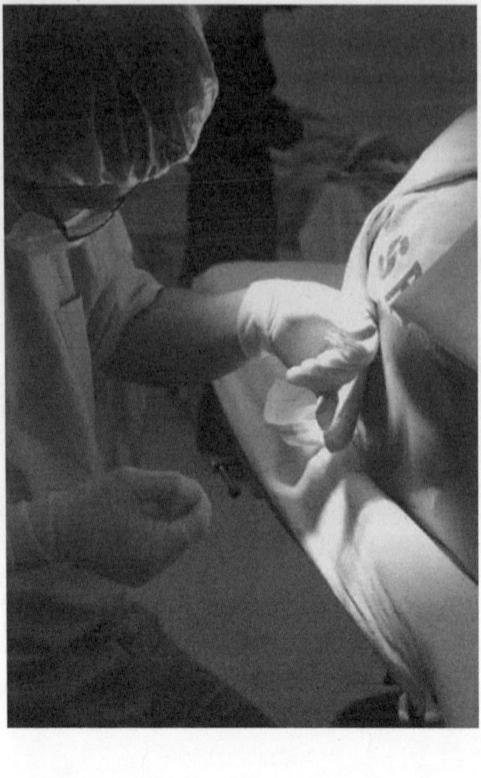

- nel frattempo, i ginecologi (sono in due) si sono preparati all'intervento in modo da essere sterili (è questo il significato di camici, guanti e cuffia) e anche lo/la strumentista (colui o colei che passa i ferri chirurgici ai medici, può essere infermiere/a o ostetrica) ha preparato il "campo" con tutti i ferri necessari all'intervento;

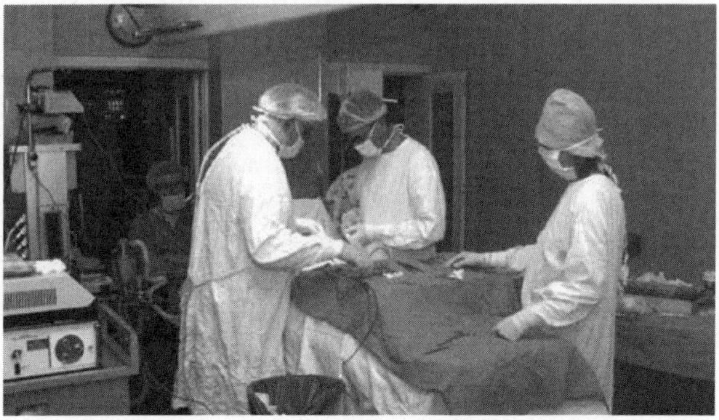

- il tuo addome viene cosparso di un potente disinfettante (se sei allergica allo iodio ricordalo ai presenti perché è comunemente usato);
- vengono posti dei teli sterili tutto intorno al tuo addome e sulle tue gambe;
- si comincia... se sei sveglia puoi vivere in diretta tutte le fasi dell'intervento, che non vedi perché protetta da un telo, e soprattutto la nascita del tuo bambino, che di solito ti viene fatto vedere appena è stato asciugato;
- si incide la cute con un bisturi per poi entrare nella cavità addominale. Esistono diverse tecniche operatorie, una delle più usate negli ultimi anni è quella detta "Stark". Una delle differenza più importanti rispetto alle altre tecniche è che si usano prevalentemente le mani per arrivare all'utero invece di strumenti affilati. Con questa tecnica sembrano esserci dei vantaggi a livello di recupero post-operatorio oltre che di riduzione dei tempi operatori. Probabilmente senti tirare durante l'apertura dell'addome;

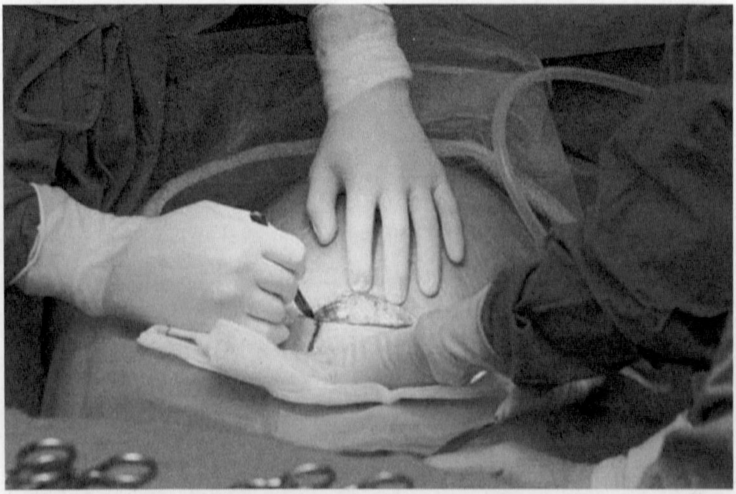

- si incide l'utero facendo ben attenzione a non ferire il bambino e il ginecologo inserisce una mano dentro l'utero per estrarre il bambino. A questo punto puoi sentire spingere sulla pancia il che può risultare fastidioso;

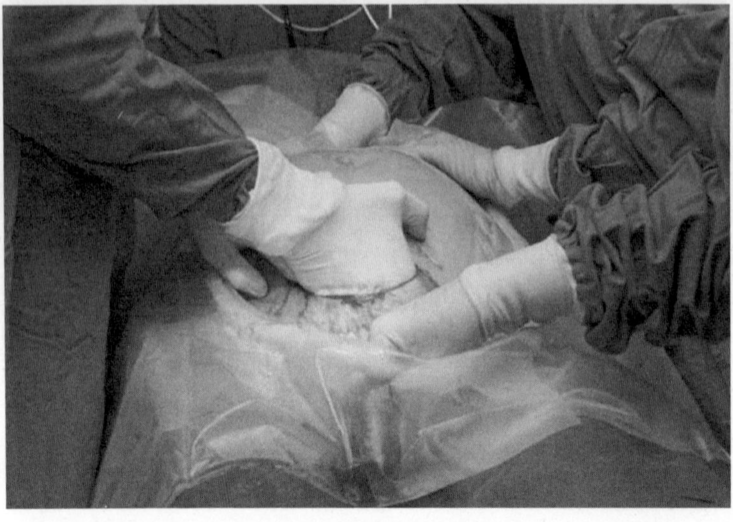

- senti piangere il tuo bambino, o forse no dal momento che non tutti piangono appena nati, e l'ostetrica lo prende per portarlo al caldo e asciugarlo;

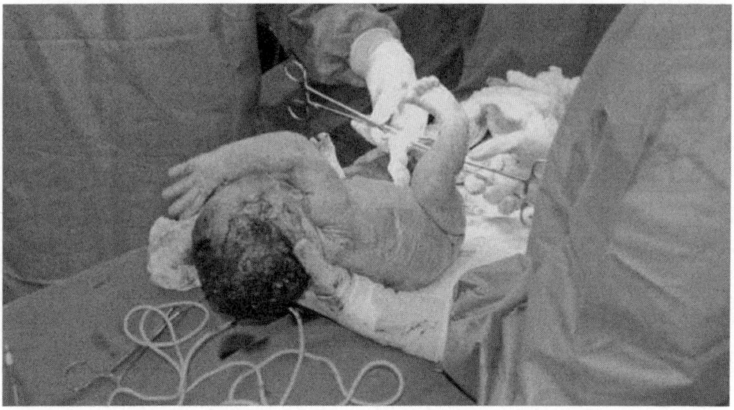

- a quel punto si tira fuori la placenta e si comincia a chiudere l'utero e i vari strati addominali, fino ad arrivare alla cute;

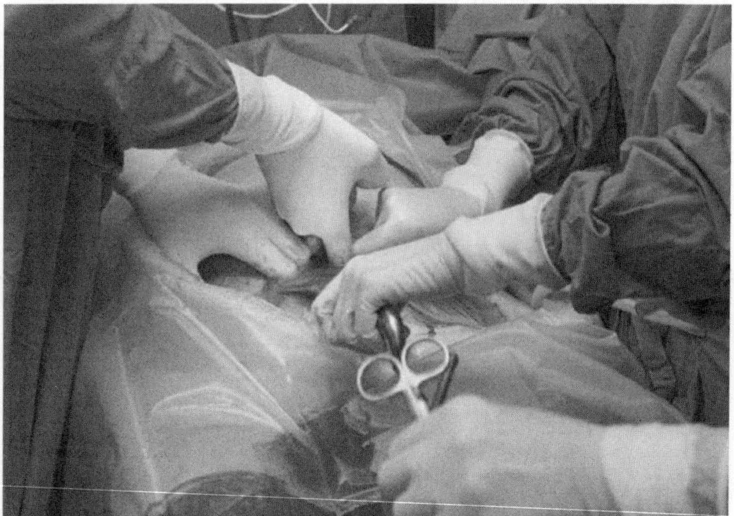

- se le sue condizioni lo permettono e se sei sveglia ti viene mostrato il bambino e avvicinato al viso per pochi minuti. In alcuni ospedali c'è la possibilità di effettuare anche con il cesareo un contatto pelle a pelle precoce tra te e il tuo bambino appena nato, anche durante l'intervento, ma in molte Sale Parto l'organizzazione interna e la carenza di personale ancora non lo permettono;
- finito di suturare anche la cute, la ferita viene disinfettata e coperta con un cerotto sterile. In alcuni casi vi è un tubicino che esce dalla ferita e che finisce in un contenitore di plastica, si chiama drenaggio e viene tolto dopo qualche ora;
- se hai fatto l'anestesia generale il risveglio può essere un po' brusco, anche in considerazione che svegliandoti potresti sentire già dei dolori all'addome. Con l'anestesia regionale l'arrivo del dolore è più graduale e piano piano si svegliano anche le gambe. Insieme alla flebo potrebbe esserci una pompetta che si chiama "elastomero" che si svuota piano piano e all'interno della quale si trovano dei potenti antidolorifici;
- vieni spostata su una barella e tenuta in osservazione per due ore. Durante queste ore il bambino dovrebbe stare con te se le tue e le sue condizioni lo permettono. Se te la senti puoi avvicinare il bambino al seno, aiutata dall'ostetrica, e vedere se vuole prendere un po' di colostro;
- allo scadere delle due ore del cosiddetto post-partum vieni controllata dall'ostetrica che valuta le perdite di sangue e la buona contrattura dell'utero, nonché il tuo stato generale. Il bambino viene portato al nido per dei controlli di routine o lasciato con te a seconda delle strutture;
- ora sei in reparto e vieni messa a letto e, se non è già successo prima, puoi incontrare i parenti più stretti o chi gradisci tu;
- il post-operatorio viene gestito in maniera abbastanza diversa a seconda dei protocolli di ogni struttura e della tua situazione clinica: puoi aspettarti di restare a digiuno e senza bere per almeno qualche ora dopo l'intervento, a volte anche fino a quando non avrai "fatto aria", cioè fino a quando l'intestino non ha ripreso in

pieno le sue funzioni. Di solito si comincia con una dieta semiliquida il secondo giorno (contando quello dell'operazione come il primo), la flebo e il catetere vengono tolte dopo circa 12 ore;

- vieni spinta a muoverti e ad alzarti molto presto, ma se hai fatto la spinale ti viene probabilmente detto di restare sdraiata per almeno 24 ore. Le prime volte hai bisogno di aiuto per alzarti, non esitare a chiedere;
- a volte ti viene detto di indossare una "pancera", una fascia contenitiva dell'addome. Le prime volte può aiutarti a sentire meno il peso della pancia e sentirti quindi più "contenuta" con la ferita, ma se vuoi usarla fallo per poco tempo perché è bene che i tuoi addominali riprendano tonicità; infatti se a tenere l'addome è una fascia, i muscoli addominali non devono lavorare e si impigriscono;
- la degenza per un taglio cesareo è solitamente di 72 ore minimo, ma dipende dai protocolli della struttura e dalle condizioni cliniche della mamma e del bambino;
- prima della dimissione ti aspetta un adempimento burocratico importante: la registrazione del nuovo nato presso l'anagrafe. Se sei coniugata se ne può occupare tuo marito da solo purché porti con sé un tuo documento. Se non siete coniugati e vuoi che il bambino prenda il cognome del tuo compagno dovete recarvi insieme a registrarlo a meno che non abbiate fatto quello che si chiama "pre-riconoscimento" presso l'anagrafe qualche tempo prima della nascita. Oramai in quasi tutte le strutture è possibile registrare il neonato già in ospedale purché entro tre giorni dalla nascita, il che rende il tutto più comodo anche se a volte richiede tempi più lunghi per eventuali certificazioni successive. Di fatto si ha tempo dieci giorni per eseguire la registrazione ma, dal momento che senza la certificazione dell'avvenuta registrazione il bambino non viene dimesso, è consigliabile effettuarla il prima possibile. La registrazione di nascita può essere fatta anche presso molte circoscrizioni. La ricevuta della registrazione va poi consegnata nel reparto di neonatologia per poter portare via il bambino.

Dopo un cesareo

E così il tuo bambino è nato.
Se stai leggendo questo libro probabilmente la sua nascita è avvenuta tramite taglio cesareo.
Potrebbe essere stato ieri o anche molti anni fa. Qui ne parlo come se fosse successo da poco, del resto sono emozioni che rimangono impresse molto a lungo... nel corpo e nell'animo.
Forse il tuo è stato un cesareo programmato (per motivi validi, mi auguro) e quindi se ben informata sapevi cosa aspettarti.
Forse l'esperienza ti ha comunque soddisfatta e quello che conta per te ora è avere accanto il tuo bambino.
O invece è stato molto diverso da quello che speravi per te e il nascituro: forse ti senti depressa perché avresti voluto partorire "naturalmente"; forse ti senti tradita dal tuo stesso corpo che ti aspettavi avrebbe reagito meglio al travaglio; forse ti sei sentita impotente e in balìa di altri che decidevano per te; forse non ti sembra vero che sia successo a te.
Sia che tu sia soddisfatta o meno lui ora è lì che ti guarda e ti chiede di te, di lui, di amarlo e allattarlo come meglio potrai; tu, sua unica, insostituibile madre.
Spesso chi ti sta vicino ti esorta a pensare: "dopotutto cosa vuoi che sia, hai fatto un bel bambino, ora devi pensare a lui" e questo può fare ancora più male. Per molte donne la separazione forzata dal bambino attraverso il cesareo può rappresentare un vero e proprio lutto, un momento che hanno bisogno di vivere e non di negare.
Anche perché, è vero, bisogna riprendersi in fretta, il bambino ha bisogno di te e del fatto che tu stia bene, soprattutto psicologicamente. Il cesareo è un'operazione di chirurgia maggiore che, come avrai notato sulla tua stessa pelle, può essere molto dolorosa nel post-operatorio (anche a seconda del tuo vissuto e dell'attenzione all'analgesia) e richiedere un periodo medio-lungo di ripresa fisica. All'inizio può essere più complicato allattare, accudire il bambino, quando perfino alzarsi dal letto è un'impresa.

La ripresa fisica può essere molto aiutata dalla tua determinazione a voler essere di nuovo autonoma: il movimento è fondamentale fin da subito, anche se spesso doloroso, perché previene la possibilità di una trombosi e permette una più rapida ripresa dell'attività intestinale.

La ripresa psicologica è molto aiutata dal rapporto con il bambino, dalla gioia della scoperta di questo nuovo essere con cui condividi molte cose già da nove mesi. L'allattamento al seno può darti della sensazioni bellissime e grande gratificazione e aiutarti a superare meglio i primi, a volte difficili, momenti.

Il dopo parto è un momento estremamente delicato per tutte, soprattutto quando si tratta del primo bambino.

Devi affrontare tante cose nuove:
- il cambiamento del tuo corpo, da "pieno" a "vuoto";
- l'instaurarsi del rapporto con il bambino;
- il cambiamento del rapporto con il partner;
- lo sconvolgimento della "routine" familiare;
- la stanchezza;
- la fase iniziale dell'allattamento.

A volte le cose si complicano ulteriormente... il bambino potrebbe avere dei problemi e dover restare anche a lungo in ospedale, allora sembra veramente di toccare il fondo.

Molto dipende, soprattutto a livello psicologico, da come sei stata preparata a queste difficoltà: se te lo aspettavi, attraverso una diagnosi prenatale; se c'era il rischio, poi avveratosi, di una nascita prematura; allora hai avuto più tempo per accettare la possibilità di una nascita e di un primo periodo più complicati. Se questo non è successo e la nascita è avvenuta con urgenza, devi accettare all'improvviso e contemporaneamente che più cose non siano andate come volevi: il taglio cesareo non previsto, il fatto che il bambino sia diverso da come te lo aspettavi, che abbia delle difficoltà o che non sia sopravvissuto.

Con il cesareo, in generale, tutto diventa ancora più difficile... la ferita può fare male, ti muovi con difficoltà, probabilmente il bambino non è con te... le emozioni che ogni neo-madre prova in

questo caso possono essere ancora più dure da gestire. Avere accanto un partner che ti sostiene può essere fondamentale, come lo è il sostegno degli operatori sanitari.
I sentimenti che puoi aver provato dopo il cesareo, specialmente se effettuato in urgenza, possono essere molto diversi tra loro: dal sollievo di sapere che il bambino sta bene alla rabbia per non aver vissuto l'esperienza del parto, al dolore per la perdita del bambino. Anche nel parto per via vaginale succede di vivere sentimenti estremamente contrastanti tra di loro, ma se l'esperienza è stata appagante si è nella condizione migliore per sviluppare emozioni di tipo positivo collegate alla nascita. Nel cesareo, specialmente se viene vissuto come un'esperienza traumatica, può succedere che il dolore fisico ed emotivo abbiano il sopravvento sulla bellezza della nascita.
In particolare, potresti avere difficoltà a "sentire" che quel bambino è nato da te, che quello che hai di fronte è veramente l'essere con cui hai già condiviso nove mesi di vita.
L'attaccamento con il bambino può esserti più difficile poiché viene a mancare parte della sua componente istintiva, quella che deriva dalle emozioni e dagli ormoni che il parto scatena.
Quando nasce il bambino ci si ritrova improvvisamente con il "ventre vuoto" e se viene a mancare il momento di passaggio, di collegamento tra l'essere "dentro" e l'essere "fuori" del bambino, la sensazione può essere veramente difficile da gestire.
Ecco le parole di Michela a questo proposito: "Avevo quasi 37 anni quando è nato Luca, il mio primo e unico figlio. La nascita è avvenuta con taglio cesareo programmato, così come mi era stato suggerito dal ginecologo qualche mese addietro, in quanto la mia era definita "gravidanza preziosa". La decisione finale sul tipo di parto è stata tuttavia presa interamente da me.
Il primo dei motivi che mi hanno spinta a tale scelta è stato di ordine pratico. Ciò che desideravo sopra tutto era che mio marito fosse vicino a me al momento della nascita di Luca. Dato il tipo di lavoro che lui svolgeva all'epoca, ciò sarebbe stato alquanto improbabile nel caso di parto naturale. La seconda delle mie motivazioni

al cesareo nasceva dalla assoluta stanchezza a cui stavo giungendo al momento del parto a causa di forti dolori che avevano accompagnato quasi tutta la mia gravidanza al punto da rendere spesso necessario che passassi buona parte del mi tempo distesa a letto.
Il cesareo è stato effettuato in anestesia locale con la spinale e la nascita di mio figlio è stata molto più rapida di quanto io pensassi.
La cosa meravigliosa è stata che ho potuto sentire il suo primo pianto e vederlo immediatamente.
La sensazione strana nasceva invece dal fatto che non sono inizialmente riuscita a collegare quel bambino che stava accanto a me con quello che era stato dentro di me sino a poche minuti prima. Ho sin pensato che il ginecologo avesse avuto un bambino di riserva, nascosto da qualche parte, da spacciarmi come mio al momento dell'intervento.
Il dopo intervento non mi ha creato particolari problemi se non un iniziale, terribile mal di testa, in breve sedato con un analgesico.
Ho potuto da subito stare seduta nel letto, stringere tra le mie braccia mio figlio e cercare di allattarlo. Non ho vissuto momenti di dolore post operatorio, forse perché le contrazioni che provavo erano niente a confronto di ciò che avevo vissuto in precedenza. Penso che anche il fattore emotivo abbia contribuito a farmi sentire da subito molto bene. Già la sera ero in grado di muovere i primi passi e il giorno successivo potevo muovermi con scioltezza e velocità lungo i corridoi del reparto.
Dovendo dare un giudizio sulla mia esperienza di cesareo, la definisco sicuramente in modo positivo. Un dubbio però talvolta torna a riaffiorare nei miei sogni notturni, dopo vari anni da quel momento: ma, Luca, è proprio nato da me?".
A seconda della struttura dove è stato effettuato il TC, può essere molto diversa la tua possibilità di avere o no accanto il neonato e questo può influire più o meno pesantemente sulla tua capacità di allattarlo.
Purtroppo nella maggior parte delle strutture italiane esiste ancora il nido e i bambini vengono tenuti separati dalle madri durante la

degenza.
Alle madri è consentito stare con i loro neonati solo durante gli orari delle poppate, ogni tre ore circa. In alcune strutture i bambini vengono portati alle madri, in altre sono le donne a doversi recare da loro. Per chi ha fatto un cesareo quest'ultima regola può diventare un problema: infatti, all'inizio, anche solo girarsi nel letto è estremamente problematico, figuriamoci recarsi in un altro reparto, che a volte si trova anche su un altro piano...
In alcuni ospedali le donne che fanno un TC non riescono a vedere il loro bambino anche per due o tre giorni!
È molto importante informarsi sugli usi della struttura dove si va, soprattutto se si sa di dover fare un cesareo, in modo da poter scegliere un ospedale o una clinica dove ci sia la possibilità di tenere il bambino in camera, il cosiddetto "rooming-in".
Naturalmente dopo un cesareo non sei subito in grado di badare a un neonato, ma è (o dovrebbe essere) cura del personale aiutarti a cambiarlo e a posizionarlo al seno.
Se non hai ben chiaro quello che è successo e il motivo per cui sei stata sottoposta a un TC è bene che tu chieda di saperlo, magari parlando con il medico e l'ostetrica presenti all'operazione. Ti sembrerà strano ma ho parlato con molte donne che non sapevano o non avevano ben capito il motivo del loro TC. Alcune probabilmente non avevano gli strumenti per decifrare il linguaggio medico che era stato usato, ad altre sono state imbastite scuse improbabili per spiegare l'avvenuto. Come professionisti bisogna essere in grado di spiegare tutte le procedure di cui si fa uso, non solo l'intervento operatorio, in modo semplice e comprensibile da un non addetto ai lavori, ma allo stesso tempo con attinenza ai fatti.
Da parte tua cerca di non aver timore di domandare, anche se le domande che vuoi fare ti sembrano stupide, perché non lo sono mai in realtà.
Per farti un esempio potrebbero averti detto che era necessario intervenire perché: "il liquido era verde e il bambino stava soffrendo". Questo può essere un modo un po' troppo semplicistico di spiegare l'accaduto perché non tiene conto del fatto che un liqui-

do amniotico tinto[9] non sempre è segno di sofferenza fetale soprattutto se è l'unico segnale che ci viene dato dal nascituro. Se al liquido tinto si accompagnano alterazioni gravi della cardiotocografia e/o una mancata progressione del travaglio allora può essere necessario intervenire. A volte non c'è accordo unanime tra gli operatori sanitari su cosa è meglio fare e ci può essere imbarazzo in chi non ha condiviso la decisione di eseguire l'intervento nel giustificare qualcosa che a suo parere non è giustificabile... con la conseguenza di ricevere spesso risposte vaghe.

Ricordati che hai diritto di sapere sempre quello che ti succede e che da parte degli operatori sanitari è obbligatorio chiedere il tuo consenso per ogni procedura che ti viene proposta. Nella realtà italiana questo avviene ancora molto poco; si dà per scontato che se una donna si affida alle cure ospedaliere accetti di per sé anche l'intervento medico, più o meno giustificato che sia.

Ho personalmente assistito più volte a scene in cui i medici prendevano la decisione di operare una donna senza assicurarsi che questa lo avesse capito. Purtroppo non si rendono conto della gravità di questo comportamento: ho notato che spesso sono proprio coloro che hanno più paura delle denunce a essere quelli che si comportano più scorrettamente nei confronti delle assistite e dei loro familiari. Come donne poi tendiamo a sentirci in colpa anche di eventi su cui non abbiamo il controllo diretto e spesso sono gli stessi operatori sanitari ad acuire queste sensazioni con l'uso di atteggiamenti e parole colpevolizzanti: non hai collaborato come si deve, ti sei agitata troppo, non ti sei fatta seguire come si deve, non hai spinto abbastanza... spesso tendiamo a giustificare tutti tranne noi stesse.

Tornare a casa con la sensazione di essere "sbagliata" è il peggior inizio che puoi dare alla tua maternità, meglio cercare di capire cosa è andato storto e perché.

Uno strumento molto importante che puoi utilizzare per capire quello che ti è successo e perché, è la Cartella Clinica. La puoi richiedere appena uscita dall'ospedale anche se ci vorrà un po' di tempo e una modica spesa per ritirarla.

La Cartella Clinica è un atto fondamentale della pratica sanitaria perché vi sono (o dovrebbero essere) registrati tutti i tuoi dati e gli avvenimenti occorsi durante il tuo ricovero; inoltre è obbligatorio che sia compilata attentamente da parte degli operatori sanitari poiché è un documento ufficiale che viene utilizzato in caso di contenzioso.
La Cartella Clinica viene compilata in linguaggio medico, per cui potrebbe essere necessario fartela spiegare da una persona di tua fiducia e che abbia confidenza con questo tipo di linguaggio, meglio se da un'ostetrica o da un ginecologo.
Riuscire a capire quello che ti è successo esattamente e se il cesareo è stato o meno giustificato può aiutarti a elaborare questa esperienza, soprattutto se hai difficoltà ad accettarla. Scoprire che si è trattato di una scelta terapeutica giustificata può aiutarti ad accettare l'accaduto, capire che non lo era può darti la spinta per cercare di non subire nuovamente interventi inadatti alla situazione. Allora può nascere in te la voglia di informarti, di imparare a non dare per scontato che quello che ti viene detto sia giusto per te, la possibilità di guardare dentro te stessa e capire come poter fare tesoro per il futuro anche di un'esperienza difficile.

La perdita del bambino

Quando succede il peggio e il bambino muore, il dolore può essere devastante e spesso insorgono nei genitori sensi di colpa non giustificati dai fatti, oppure una grande rabbia che fa scattare la ricerca del colpevole. Purtroppo c'è ancora chi sconsiglia ai genitori di vedere il proprio bambino nato morto, eppure è molto importante che ciò succeda e che si possa avere un ricordo anche visivo del figlio che si è perso. Ci si può sentire smarriti di fronte a un avvenimento tanto inatteso, quando l'ultima cosa che ci si aspetta dalla nascita è proprio la morte. La guarigione è lenta, ma prima o poi avviene, a volte con la nascita di un altro bambino. È molto importante prendersi il tempo di elaborare quel lutto per potersi poi dare a una nuova vita. Oltre alla ferita fisica ed emotiva del cesareo bisogna superare la ferita del lutto per il bambino; la ripresa può essere lenta ed è necessario concedersi del tempo perché sia completa. Ciò avviene attraverso l'accettazione dell'avvenimento e la consapevolezza degli insegnamenti che si possono trarre da un'esperienza così difficile e straziante. La testimonianza di Noemi sulla perdita di Silvia: "Una ragazzina di 16 anni come tante altre che sogna la maternità, che sogna un bimbo tutto suo, ecco cosa ero prima di Silvia! Quando il sogno si è trasformato in realtà, non ho dubitato neanche un secondo se tenerla o meno e con me il mio fidanzato (ora marito) nonostante tutto e tutti! Ricordo quei nove mesi come una favola... ero felice come non lo ero mai stata prima, la vita mi sorrideva e il mondo era colorato in tinte sgargianti! Fino a quella maledettissima e meravigliosa mattina!!!

Meravigliosa perché credevo che avrei potuto finalmente abbracciare l'unica artefice di quel grandioso miracolo: farmi risorgere da una brutta crisi adolescenziale e finalmente farmi sentire in pace con me stessa...

Maledettissima perché i miei sogni si sono infranti così violentemente da farmi perdere coscienza degli eventi!!! Non so cosa sia successo dopo che l'ostetrica mi ha attaccato il monitoraggio (*NdA* - A quel punto è stata fatta la scoperta della mancanza di battito cardiaco della bambina)... ricordo che mi mancava l'aria, mi vedevo dall'esterno e non riuscivo a reagire!!! Vedevo l'angoscia di mia madre, il dolore e la rabbia di mio padre, il terrore e l'incredulità di Maurizio...

Ma io non c'ero più... il mio corpo era lì ma non il mio cuore.

Mi sono sentita violentata, tradita, umiliata. Nessuna spiegazione, solo tante bugie e poi il senso di colpa... terribile e angosciante! Non ero stata capace di salvare il mio angelo, non avevo colto la sua richiesta di aiuto. Se solo avessi ascoltato di più il mio istinto che mi aveva avvisato che qualcosa non andava invece di ascoltare chi mi stava attorno...

Ero una bambina prima di entrare in ospedale, neanche la gravidanza mi aveva cambiata più di tanto, nonostante pensassi alla mia bambina con amore, forse ero troppo felice per voler crescere troppo in fretta. Dopo quella mattina io non ero più io... non mi riconoscevo... ero così grintosa ed energica PRIMA, dopo ero solo un pallido ricordo, l'ombra di quella di un tempo.

Provavo a gridare e a ribellarmi, ma un dolore sordo e continuo mi straziava...

Sono passati in questo modo mesi, anni...

Chi non mi conosceva non si accorgeva di nulla, non vedeva la mia ferita.

I miei familiari credendo di fare la cosa migliore avevano rimosso quello che era accaduto; sono anni che mi chiedo com'era la mia bambina, a chi assomigliava...

La mia famiglia mi ha negato l'opportunità di vederla pensando che così sarei stata meglio; la vista del corpicino di Silvia secondo loro poteva essere troppo destabilizzante per me, come se il colpo che avevo appena ricevuto non mi avesse già annientata. Solo io continuavo e continuo a parlarne, a festeggiare il suo compleanno a volere ardentemente la sua presenza vicino a me. Con la gravidanza di Alessandro il dolore è mutato ma non posso smettere di pensare a lei e di chiedermi come sarebbe stata la mia vita con quell'angioletto al mio fianco... ".

Note

1. MacDorman M.F., Declerq E., Menacker F., Malloy M.H., "Infant and neonatal mortality for primary cesarean and vaginal birth to women with 'no indicated risk'", United States 1998-2001 birth cohorts, *Birth* 2006.
2. NICE, *Clinical guidelines on cesarean section*, 2004.
3. Paralisi del nervo che comporta una ridotta o nulla mobilità dell'arto interessato.
4. Per falso positivo si intende la segnalazione di un problema quando quest o problema in realtà non c'è.
5. Glezerman, "Five years to the term breech trial: The rise and fall of a randomized controlled trial", *Obstetrics and Gynecology*; Volume 194; Page 20; January 2006.
6. Dalle linee guida inglesi NICE - National Institute for Clinical

Excellence, 2004.
7. MacDorman, Declercq, Menacker, Malloy, "Infant and neonatal mortality for primary cesarean and vaginal births to women with 'no indicated risk'", *Birth*, vol. 33 settembre 2006.
8. Il ph è un valore che esprime il grado di acidità di una sostanza.
9. Il liquido amniotico è la sostanza liquida che circonda il bambino nell'utero e che viene da lui prodotto attraverso la minzione. Quando è tinto di verde vuol dire che il bambino ha emesso meconio (le feci del feto) in un momento di forte stress.

Capitolo V
Prenderti cura del bambino

Qualunque sia stato, o sia, il motivo del cesareo adesso sei tu a dover riprendere in mano la situazione e a cercare di far sì che il dopo sia il più gratificante possibile. Sei una madre che deve prendersi cura di un bambino: imparare a conoscerlo e a nutrirlo sia praticamente che emotivamente.

A pensarci bene la gestazione dura più di nove mesi. Il periodo in cui il bambino dipende completamente da te è ben più lungo: infatti la gestazione all'interno dell'utero (endogestazione) dura circa 9 mesi, dopodiché vi è la gestazione esterna al corpo della madre (esogestazione), che rappresenta un periodo altrettanto importante per l'armonia fisica e psichica del nuovo bambino. Se ci fai caso sono proprio i primi nove mesi di vita esterna del bambino quelli in cui è totalmente dipendente e quasi ancorato al corpo della madre. Certo, dalla nascita si sviluppa in modo più approfondito il rapporto con il padre, ma l'oggetto di ogni richiesta e desiderio del bambino, almeno per i primi mesi, sei tu. Intorno al nono mese il bambino può conquistare una certa mobilità gattonando, cosa che gli permette di operare un primo distacco volontario da te.

Come durante l'endogestazione per nutrirlo e farlo sviluppare armoniosamente serve la placenta, durante l'esogestazione serve il latte materno.

L'allattamento

L'allattamento materno è il proseguimento fisiologico della gravi-

danza.
Eppure sembra che non sia così scontato: è vero che negli ultimi anni assistiamo a una graduale ripresa dell'allattamento al seno e a un suo sostegno da parte della società, ma per molti anni l'attacco all'allattamento materno è stato durissimo e la cultura del biberon è ormai radicata nel nostro contesto sociale.
Forse ti starai chiedendo: "Ma non fa parte del normale istinto di madre allattare il proprio bambino?".
In effetti lo sarebbe, come sarebbe il più potente istinto del neonato quello di attaccarsi subito al seno materno, se il processo della nascita non venisse ormai quasi sempre disturbato in qualche modo. La medicalizzazione della nascita e alcuni convincimenti sociali ormai profondamente radicati e accettati ci portano a vivere in maniera profondamente alterata questo primo delicato periodo di attaccamento.
Inoltre, già da quando l'essere umano ha cominciato a creare delle società complesse e a dare sempre più spazio alla parte più cognitivo/razionale del suo cervello, tutta una serie di meccanismi che fino ad allora rientravano nella sfera dell'istintivo sono andati persi. I comportamenti cosiddetti di accudimento sono soltanto in parte istintivi; molti di questi sono appresi, cioè si tramandano di generazione in generazione. Si è visto che spesso anche tra gli animali, soprattutto i primati, se manca la possibilità da cuccioli di apprendere comportamenti materni di accudimento le madri non sanno come interagire con i piccoli e a volte sono addirittura aggressive.
Il tuo corpo ha "creato" un bambino e adesso che lui è nato sta "creando" la sostanza essenziale alla sua sopravvivenza. Questo accade indipendentemente dalla tua volontà, ma è comunque un processo che va sostenuto. Invece la capacità di offrire il seno al bambino, di tenerlo in braccio, di gestire l'allattamento l'hai appresa in tutti questi anni e la eserciti ora che finalmente lui è tra le tue braccia. Ma noi donne moderne che cosa abbiamo potuto apprendere rispetto all'allattamento? Siamo state allattate al seno? Abbiamo mai tenuto in braccio un neonato? Abbiamo mai visto

una donna che allattava? Quante di noi risponderanno sì a tutte le domande? Ben poche credo…

I comportamenti sociali hanno preso il sopravvento su quelli "istintivi" già molti secoli fa, basti pensare al fenomeno del baliatico che è stato molto diffuso durante il '700.

Per lungo tempo, quando una donna non poteva o non voleva allattare, si è fatto ricorso al latte di un'altra donna attraverso le balie. Ma è con il '900 che si sviluppa la novità che ha allontanato moltissime donne dalla possibilità di allattare. Viene "inventato" il latte artificiale. Pare che l'idea venisse in mente a un tipo che volle provare a utilizzare dei surplus nella produzione di latte vaccino. Durante tutto il secolo scorso si perfezionò questa invenzione rendendola sempre più sofisticata fino ad arrivare ai moderni latti formulati. Tutto ciò sarebbe stato estremamente utile (e lo è) per quei rarissimi bambini che non possono alimentarsi con latte di donna (per esempio quelli affetti da galattosemia), ma attraverso una politica di marketing aggressiva l'impatto sociale fu molto più forte. Infatti già negli anni '50 negli USA (in Italia più tardi, negli anni '70) si cominciò a propagandare l'uso del latte formulato come "migliore" del latte materno!

Il latte artificiale veniva arricchito con vitamine e ferro, le donne non sarebbero più state "schiave" dell'allattamento, i bambini sarebbero cresciuti più sani. In breve, dal momento che tra l'altro il latte in polvere costava molto, allattare artificialmente divenne quasi uno "status symbol" e allattare al seno diventò un retaggio da poveracci.

Una decina di anni fa ho potuto constatare personalmente quanto tutto ciò sia ancora vero in alcune zone del mondo: mi trovavo in un povero villaggio delle Filippine e una donna del posto che stava allattando si schermì dicendo: "Mi dispiace ma noi siamo poveri e non possiamo permetterci il latte artificiale"!!!

Quello che scrive Montague nel suo importante libro "Il linguaggio della pelle" già negli anni '70 è illuminante a proposito: "Una giovane mamma che aveva ricevuto un'educazione costosa, alla mia domanda se avrebbe allattato al seno suo figlio mi rispose:

'Perché? Solo gli animali lo fanno.'"

Anche il movimento femminista in questo senso non aiutò le donne. Dopo essere state relegate ai fornelli per millenni quella dall'allattamento al seno sembrò un'ulteriore liberazione e fu così appoggiata dal movimento.

Purtroppo (o per fortuna?) il latte artificiale non soddisfa affatto i requisiti richiesti dalla natura per la crescita armoniosa dell'essere umano. Nel 1998 è stato pubblicato un importante documento dell'American Academy of Pediatrics[1] nel quale si fa notare con autorevolezza come: "Ricerche condotte negli Stati Uniti, in Canada, in Europa e in altri Paesi industrializzati su popolazioni predominantemente appartenenti alla classe media hanno fornito prove evidenti che l'alimentazione con latte materno diminuisce l'incidenza e/o la gravità di diarrea, infezioni delle basse vie respiratorie, otite media, batteriemia, meningite batterica, botulismo, infezioni delle vie urinarie ed enterocolite necrotizzante".

In realtà, considerando il fatto che l'allattamento materno è la norma biologica, bisognerebbe rovesciare i termini del problema e ammettere che i bambini allattati artificialmente hanno maggiori possibilità di incorrere in tutta una serie di patologie a volte anche gravi.

Nei Paesi in difficoltà economica o sociale hanno anche più possibilità di morire. Ti chiederai come ciò sia possibile!

La premessa è che le condizioni igieniche sono scarsissime e il biberon con cui viene somministrato il latte artificiale è una luogo privilegiato per la proliferazione di batteri quando non esiste la possibilità di sterilizzarlo. Alle mamme vengono spesso regalati campioni di latte in ospedale, ma una volta a casa devono provvedere ad acquistarlo e dal momento che i prezzi sono proibitivi tendono a diluirlo troppo. Ai bambini viene a mancare la protezione del latte materno e sono più sensibili alle infezioni ma, rispetto ai nostri Paesi, lì non è possibile curare nemmeno una semplice diarrea. Secondo l'UNICEF ogni anno muore circa un milione di bambini nel mondo a causa di un mancato allattamento materno.

È per questo motivo che nel 1981 è stato formulato il "Codice

Internazionale sulla Commercializzazione dei Sostituti del latte Materno" che è stato sottoscritto da molti Paesi tra cui l'Italia. Il Codice si occupa di regolamentare la commercializzazione e le strategie di marketing del latte artificiale e di tutto ciò che può interferire con il buon andamento dell'allattamento materno: tettarelle, biberon, tisane, pappine, ecc.

È dimostrato che le strategie aggressive di marketing usate dalle compagnie che producono questi prodotti tendono a far diminuire i tassi di allattamento al seno esclusivo[2] fino ai sei mesi di vita del bambino. Ora le cose vanno meglio e una donna in Italia non si vede più regalare una scatola di latte artificiale già in ospedale come successe a me con la prima figlia. Si sono fatte leggi per proteggere i bambini dall'invadenza di prodotti che non tutelano la loro salute, ma il percorso per arrivare alla piena attuazione del codice è ancora lungo.

Il latte artificiale può soddisfare il requisito minimo di un sostituto accettabile, a livello esclusivamente di nutrizione, qualora non sia effettivamente possibile somministrare al bambino latte di donna. Siamo abituate a pensare che il primo sostituto del latte di una madre impossibilitata ad allattare sia il latte artificiale, ma non è affatto così.

Sono pochi i casi in cui una donna può dover sospendere l'allattamento, per esempio: se ha la tubercolosi in fase attiva, una lesione da herpes sul seno, se sta assumendo un farmaco incompatibile con l'allattamento (sono pochi), se fa un test diagnostico con mezzo di contrasto. In tutti questi casi, comunque, l'allattamento può riprendere entro poche ore o giorni purché si faccia attenzione a mantenere la produzione di latte attraverso la spremitura manuale o con il tiralatte. Se hai dei dubbi in merito a un trattamento o a un farmaco puoi chiamare il telefono verde su farmaci e allattamento al n° 800883300.

In caso di sieropositività all'HIV nei Paesi industrializzati si tende a sconsigliare l'allattamento perché il virus sembra passare attraverso il latte (anche se la pastorizzazione lo uccide), ma nei Paesi in via di sviluppo è talmente alto il rischio di morte per i bambini non allattati che si consiglia anche alle donne sieropositive di allattare purché esclusivamente al seno. Non è giustificato sconsigliare l'allattamento alle donne HCV positive, né alle cardiopatiche, né a quelle fortemente anemiche, tanto meno a chi soffre di forte miopia o di problemi alla tiroide come ancora oggi qualcuno purtroppo fa. A volte può essere il bambino ad avere dei problemi, ma anche in questo caso con un po' di pazienza e il giusto sostegno la maggior parte di questi si può superare. Le donne che hanno effettuato un intervento di riduzione del seno possono avere qualche difficoltà a produrre abbastanza latte perché durante questo intervento vengono sezionati i dotti galattofori e alcuni nervi, ma anche in questo caso si può provare e vedere come va. L'unico caso in cui non si può somministrare il latte materno, a parte i casi descritti sopra, è quando il bambino soffre di galattosemia, una rara malattia metabolica; in tutti gli altri casi in cui il bambino è ammalato, ha una disabilità o ha difficoltà ad attaccarsi al seno puoi comunque dargli il tuo latte spremuto.

E allora come mai sono ancora poche le donne che allattano esclusivamente al seno nel periodo dell'esogestazione? Sono le donne a non voler allattare?

Tu come ti senti o ti sei sentita al riguardo?

Potrebbe essere che la tua scelta, a prescindere da indicazioni mediche, sia di non voler allattare il tuo bambino. È una scelta che rispetto, ma mi chiedo se è stata veramente una scelta informata.

Potrebbe essere successo che tu non sia stata adeguatamente sostenuta nella tua scelta di allattare il tuo bambino e che per questo l'allattamento si sia rivelato più difficile del previsto. Potrebbe darsi che tu abbia smesso perché bombardata da informazioni contrastanti e che adesso tu ti senta in colpa per non essere riuscita a dare il meglio al tuo bambino. Eppure, se consideri che la maggior parte delle donne smette di allattare perché scarsamente sostenuta, quando non osteggiata, non c'è niente di cui sentirti in colpa, ma casomai arrabbiata. Non sempre nella vita riusciamo a ottenere quello che desideriamo, a volte non ce lo permettono le circostanze, a volte non siamo abbastanza decise nell'ottenerlo, a volte non incontriamo le persone giuste al momento giusto, spesso semplicemente non dipende da noi. L'importante per il futuro è fare tesoro dell'insuccesso per tentare di migliorare, e ripetersi sempre che si è fatto quello che si poteva, in quel preciso momento della nostra vita.

La maggior parte delle donne può e desidera allattare il suo bambino, ma purtroppo spesso non è messa nelle condizioni migliori per farlo. La prima risposta alla domanda "avrò latte?". è quasi sempre "non si preoccupi, crescono benissimo anche con il latte artificiale... ". Abbiamo già accennato al fatto che non è così. Il latte materno è una sostanza viva che cambia continuamente la sua composizione per adattarsi alle esigenze del bambino che lo deve assumere. La prima sostanza che esce dal seno nelle prime ore dopo la nascita è il colostro, poco in quantità ma estremamente ricco di qualità! Il primo latte che esce dal seno all'inizio della poppata è molto ricco di acqua ed è per questo che ha un colore quasi trasparente, cosa che ha portato molte donne a credere che il loro latte fosse "povero di sostanza" come viene spesso loro ripetuto. Il secondo latte è più ricco di grassi ed è per questo che al bambino dovrebbe essere dato il tempo di finire di ciucciare al primo seno prima di proporgli il secondo. Il latte materno è ricco di anticorpi che accompagnano il bambino in tutta la prima parte della sua vita e che non perdono di efficacia anche quando il bambino ha più di un anno. Nonostante le multinazionali produttrici di formula stiano cercando di arricchire i vari tipi di latte artificiale, con il solo risultato per ora di aumentarne i prezzi già esorbitanti e di conseguenze i loro guadagni, il latte materno resta completamente ineguagliabile.

Per questo motivo a mio parere dovrebbe essere un diritto fondamentale del neonato quello di poter essere nutrito con latte di donna anche qualora sua madre non possa o non voglia allattarlo.

A volte, come ho già scritto, può succedere che un bambino non riesca ad attaccarsi al seno della madre. La risposta a questo problema non dovrebbe essere allora quella di somministrare latte artificiale, ma quella di mostrare alla donna come tirarsi il latte, con quale frequenza farlo e come darlo al bambino. Se anche questo non è possibile perché la donna ha un problema medico per cui il suo latte non è adeguato, al bambino resta comunque la possibilità di somministrare latte di un'altra donna. Lo sapevi che è possibile donare il latte? Attraverso le Banche del Latte. Purtroppo al momento queste esistono in pochi ospedali e sono riservate ai bambini con problemi. L'Utopia, con la U maiuscola, prevede che tutte le donne possano allattare e che i bambini di quelle che non possono o non vogliono, possano essere allattati tramite latte di donna.

In ogni caso ricordati che il latte artificiale dovrebbe essere la quarta scelta nell'alimentazione del bambino, anziché la seconda, come spessissimo avviene, se non addirittura la prima.

Non solo per la salute del tuo bambino, ma anche per la tua salute è importante allattare: le donne che non allattano perdono più difficilmente il peso accumulato in gravidanza e il loro utero ritorna più lentamente alle condizioni originali. Chi allatta a lungo e/o più figli ha meno possibilità di contrarre un tumore al seno.

Per cui le donne a cui non viene offerto un valido sostegno alla loro scelta di allattare soffrono di un danno sia economico (basti pensare a quanto grava l'alimentazione artificiale sul budget di una famiglia media) sia in termini di salute personale e del loro bambino.

Purtroppo ormai siamo noi donne a non credere più nella capacità del nostro corpo di far nascere, nutrire e allevare il nostro bambino. Siamo le prime a dire: "Chissà se sarò così fortunata da avere abbastanza latte?". È ora di ricominciare a credere, a sapere, che tu funzioni in maniera meravigliosa, che certamente hai tutto il latte di cui il tuo bambino può avere bisogno, che non lasci che altri decidano per te. L'ideale sarebbe nutrire il tuo bambino esclusivamente con latte materno, non ha bisogno di bere altro, nemmeno acqua, per i primi sei mesi di vita dopo i quali si può cominciare con qualche assaggio diverso. Lo svezzamento non dovrebbe coincidere con la fine dell'allattamento, almeno che non sia tu a voler-

lo, perché questo può continuare molto più a lungo, fino a quando tu e il bambino lo volete.
Ti stai forse chiedendo: "Ma dopo aver fatto un taglio cesareo si può allattare lo stesso?".
L'equazione "TC = difficoltà nell'allattamento" non è affatto vera. Si tratta però di una situazione più delicata in cui è ancora più importante per una donna ricevere il giusto sostegno. Elenchiamo di seguito strategie utili per superare alcuni inconvenienti legati soprattutto al TC, come la difficoltà di movimento, il dolore alla ferita, il recupero più lento delle forze.

- **Scegli per il parto una struttura dove ci sia la possibilità di tenere il bambino in camera (rooming-in)** o dove, perlomeno, ti venga portato per le poppate. Avere il bambino vicino permette non solo a te di cominciare subito a conoscerlo e a lui di evitare il trauma del distacco, ma anche di iniziare nel miglior modo possibile l'allattamento. La frequenza e la durata ideale delle poppate possono essere decise solo dal bambino, che a seconda del suo bisogno personale ti stimola a dargli tutto il latte di cui ha bisogno.
- **Chiedi di non essere separata dal tuo bambino alla nascita e di averlo nudo sul tuo petto, purché ben coperto ovviamente (contatto pelle a pelle) così che possa attaccarsi al seno non appena si sentirà pronto.** Se l'anestesia è stata regionale (epidurale o spinale) e le condizioni del bambino sono buone, ciò può avvenire durante o appena conclusa l'operazione o quando te la senti. Anche con l'anestesia generale è possibile allattare appena sveglie. Nelle prime ore di vita l'istinto di suzione del bambino è al suo picco massimo e comincia poi a decrescere. A maggior ragione se un bambino nasce da un parto medicalizzato (con uso di farmaci, ossitocina sintetica, analgesia farmacologia, epidurale) o operativo (TC, forcipe, ventosa) bisogna cercare di stimolare prima possibile l'attaccamento al seno ed evitare il più possibile di offrire ciucci o biberon, che possono confondere il suo istinto di suzione al seno.

- **Prova ad allattare sdraiata su un fianco**. All'inizio può essere molto difficoltoso muoverti e hai bisogno di aiuto, ma cerca di farlo anche se fa male perché ti aiuta a guarire prima. Quella sul fianco è una posizione molto comoda per allattare, soprattutto quando sei a casa, di notte; i primi giorni cerca di farlo mettendo qualcosa di morbido di fronte alla ferita, in modo che se il bambino dovesse scalciare sarai protetta. All'inizio stare sedute può risultare quasi impossibile, ma se lo preferisci va bene lo stesso, l'importante è che sia il bambino che tu possiate trovarvi in una posizione comoda.
- **Controlla che il bambino sia attaccato correttamente al seno**, ed eventualmente chiedi a qualcuno di aiutarti a farlo. Questa è una delle cose più importanti per un buon allattamento, infatti se il bambino è ben attaccato al seno la sua suzione è più valida e il capezzolo non soffre traumi. Questo significa che il bambino riesce a spremere dal seno tutto il latte che gli serve senza fatica e per te che non soffrirai di ragadi al capezzolo. Viceversa, se il bambino si attacca solo al capezzolo l'allattamento diventa doloroso per te e inefficace per il bambino che ciuccia senza riuscire a spremere gli alveoli pieni di latte che si trovano dietro all'areola. Nella tabella successiva puoi trovare la spiegazione passo dopo passo di come attaccare correttamente il bambino al seno. Ti chiederai "ma non è istintivo?", in parte sì, ma ormai l'allattamento umano viene disturbato in così tanti modi ed è così radicata in noi la cultura del biberon che spesso abbiamo bisogno di qualcuno che ci ricordi come si fa...

La tabella che segue l'ho scritta quando lavoravo in consultorio.
È un modo semplice per visualizzare quali sono le informazioni che ti possono realmente aiutare e permetterti di distinguerle da quelle che ti possono confondere.

INFORMAZIONI CHE **NON** FAVORISCONO L'ALLATTAMENTO AL SENO	INFORMAZIONI CHE FAVORISCONO L'ALLATTAMENTO AL SENO
Ti possono dire che: - Non è importante allattare il tuo bambino subito o nelle prime 48 ore perché il latte non c'è ancora.	**Devi sapere che:** - Già dalla gravidanza nel tuo seno si trova il **colostro**, una sostanza ricca di vitamine e anticorpi con in più un effetto lassativo che aiuta il bambino a espellere il meconio. - **Attaccare il bambino** al seno **non appena lo desidera** stimola la prolattina (ormone che fa produrre il latte) e favorisce l'instaurarsi di una giusta produzione di latte.
- Il tuo neonato non trova "niente" nel seno durante i primi giorni.	- Il neonato ha bisogno di piccole quantità di colostro/latte (nell'ordine di pochi grammi) durante i primi giorni. - Solo se il bambino può **succhiare al seno liberamente** la mamma può produrre tutto il latte che gli serve; **non esiste una maniera più efficace** per stimolare e mantenere la produzione di latte nella giusta quantità per tutto il tempo che vorrai.
- C'è necessità di dare un'aggiunta sin dai primi giorni di vita.	- Il latte dato **in aggiunta è latte vaccino modificato** in modo da renderlo accettabile per il neonato, **non contiene anticorpi** e non è modulato sulle esigenze di tuo figlio come il tuo latte; inoltre in alcuni bambini può provocare fenomeni di allergia. - Ci vuole **più tempo a digerire il latte artificiale** che non quello materno; questo fa sì che il bambino

allunghi gli intervalli tra le poppate e **succhi meno spesso al tuo seno**, con la conseguenza di stimolarti molto di meno a **produrre il latte perfetto per lui/lei**, cioè **il tuo**.
- L'uso del **biberon può influenzare negativamente** il suo modo di succhiare, rendendo spesso la sua suzione inadeguata e insufficiente.

- Ci sono degli orari prestabiliti per allattarlo (ogni 3 ore) e dei tempi da imporre al bambino per stare al seno (10 minuti per ciascun seno).

- Il tuo bambino sa esattamente di cosa ha bisogno; **al seno può voler: bere, mangiare, succhiare per conforto, ricevere anticorpi, ormoni o vitamine.** È il bambino a richiederti il seno nel modo di cui ha più bisogno. Ogni bambino è diverso dall'altro (anche nella nascita): c'è quello più vorace o quello più lento, quello che vuole stare spesso al seno e quello che fa dei lunghi intervalli. Puoi **lasciare al tuo bambino i suoi tempi** senza forzarlo, questi cambieranno nel tempo e saprà modularli in base alle "sue" esigenze.

- Ha avuto un grosso calo di peso dalla nascita per cui necessita di un'aggiunta di latte artificiale.

- Il **calo** del neonato è **fisiologico** (cioè normale), perché quando nasce ha bisogno di eliminare tutto quello che aveva accumulato nutrendosi nell'utero. La produzione di feci iniziali (chiamate *meconio*) riduce il suo peso.
- Il neonato può calare **fisiologicamente** di peso nei giorni dopo la nascita **fino a un 10% del suo peso** iniziale. L'importante è che il neonato **riprenda il suo peso alla nascita entro 15 giorni circa.**
- Tutte le bilance sono diverse e

danno pesi diversi; in un neonato 100 grammi in più o meno possono fare la differenza. Cerca di pesarlo **sempre sulla stessa bilancia e una volta a settimana per il primo mese di vita.**
- Se il calo di peso fosse superiore al 10% può essere necessario **ricontrollare il modo in cui si attacca al seno** e cercare di capire a cosa sia dovuto il calo per poi intervenire, non necessariamente con un aggiunta di latte artificiale.

- Il seno va disinfettato prima e dopo la poppata.

- **Non è affatto necessario disinfettare il seno**, non è certo un biberon nel quale si possono accumulare dei germi nocivi! Una normale igiene quotidiana basta e avanza, a meno che tu non abbia ragadi o altri problemi. Dopo la poppata l'importante è che il capezzolo resti il più possibile asciutto e la pelle morbida. Se non hai problemi di candida puoi tranquillamente usare qualche goccia del tuo latte come se fosse una crema protettiva.
- **Evita** il più possibile di usare **sapone** perché può seccare la pelle, e soprattutto tutti i **prodotti commerciali** per la pulizia del seno (contengono prodotti chimici e il loro odore può dare fastidio al bambino). Se la pelle del capezzolo ti sembra particolarmente secca puoi usare olio di germe di grano, olio di mandorle dolci, o lanolina pura (utile anche in caso di ragadi), che non vanno risciacquati.

- Se non lo forza qualcuno

- Come hai letto prima, il bambino

il bambino non si stacca dal seno, per cui quando è ora bisogna tappargli il nasino per fargli mollare la presa.

sa quando ne ha abbastanza, non occorre che lo decida qualcun altro.
- A volte però può essere necessario staccare il bambino dal seno, soprattutto se ti fa male o hai l'impressione che non sia bene attaccato. Se è attaccato male anche lui fa fatica per niente, per cui non avere scrupoli a staccarlo.
- **Non devi mai tirare e basta** perché la presa del bambino è molto forte e tirare può far male al capezzolo. Puoi invece infilare gentilmente un dito tra le sue gengive o fare pressione sul seno molto vicino alla sua bocca così da fargli perdere la presa.

- Per fare attaccare il bambino al seno glielo devi infilare in bocca tenendo il capezzolo tra le dita.

- Il seno non è un biberon che si può infilare in bocca al bambino, ma deve essere lui stesso ad afferrarlo attivamente altrimenti non riuscirà a farlo bene.
- Perché il bambino prenda il seno correttamente ricorda questi passaggi e aiutati con le figure accanto.

- Hai le ragadi e non puoi allattare.

- Le **ragadi** sono dei taglietti e spaccature sul capezzolo molto dolorose. Attaccare il bambino al seno quando ci sono le ragadi può richiedere del coraggio, ma devi sapere che si possono curare e soprattutto prevenire. Per **prevenirle** assicurati che **il bambino** stia **attaccato correttamente al seno**. **Per curarle** puoi usare la "lanolina pura" che non devi lavare via quando attacchi il bambino. Tieni il capezzolo il più possibile asciutto e morbido, ma per prima cosa fatti aiutare a ricontrolla-

MODO EFFICACE DI ATTACCARE IL BAMBINO AL SENO

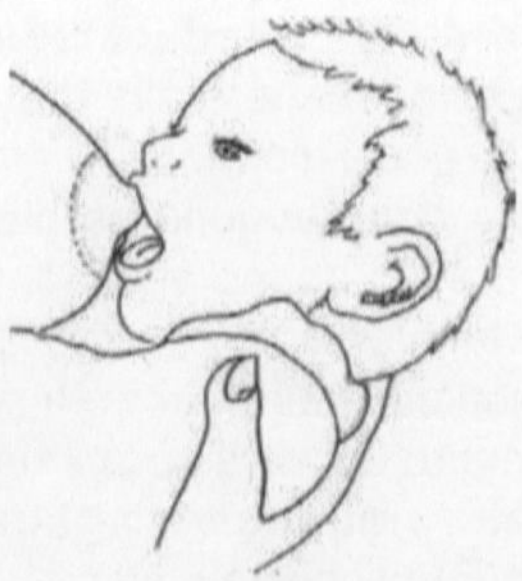

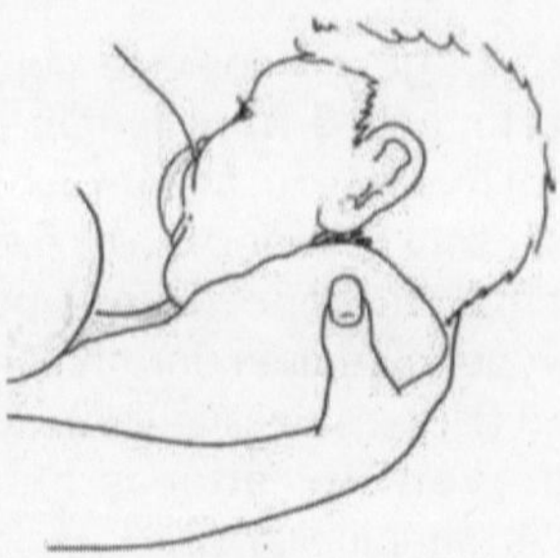

1. Prova a usare dei cuscini sulle ginocchia e sotto le braccia in modo che il bambino si trovi a livello del seno senza doverlo tenere solo con le braccia.
2. Tienilo girato contro il tuo corpo in modo che si trovi di fianco e con il naso di fronte al capezzolo.
3. Puoi sostenere il seno con il pollice sopra e le altre dita sotto (tutte ben distanti dal capezzolo così che il bambino abbia lo spazio per attaccarsi).
4. Adesso puoi toccare il labbro superiore del bambino con il capezzolo. In questo modo lui capirà che può attaccarsi e aprirà la bocca. La sua bocca deve essere spalancata come per uno sbadiglio.
5. Ora porta velocemente il bambino al seno, in modo che prenda in bocca gran parte dell'areola (se la tua è larga potrebbe non coprirla molto). L'importante è che il bambino prenda in bocca soprattutto la zona dell'areola dalla parte del suo mento.
6. Il mento del bambino dovrebbe trovarsi ben attaccato al seno. Il nasino dovrebbe risultare un po' staccato dal seno. Se così non fosse non occorre premere sul seno, ma semmai riposizionare il bambino.
7. Ecco fatto! Se non sei soddisfatta del risultato, stacca il bambino (come spiegato prima) e riprova. Non ti preoccupare se non riesci subito, è una cosa nuova per tutti e due.
8. Ci sono molte posizioni diverse in cui potersi mettere per allattare e molti modi diversi per tenere il bambino. Puoi provarne alcune a seconda di come ti senti più a tuo agio. L'importante è che la bocca del bambino sia posizionata sul seno in modo da poter spremere efficacemente il latte e che tu non senta dolore.
9. Se senti dolore prova a riposizionare il bambino ed eventualmente chiedi aiuto a una consulente di allattamento o al personale sanitario.

re il modo in cui il bambino si attacca al seno; spesso basta cambiare la posizione del bambino al seno perché tu possa allattare senza dolore e per permettere alla ragade di guarire in pochi giorni.
- Le ragadi non vengono perché il bambino è stato troppo al seno, ma perché evidentemente si attacca al seno in maniera scorretta. Se ti succede di sentire dolore stacca il bambino e fallo riattaccare al seno, secondo quanto spiegato prima.

- Hai un ingorgo e non puoi allattare.

- Spesso **l'ingorgo** coincide con la montata lattea ed è un fenomeno **transitorio** che dura 24/48 ore: entrambi i seni in genere sono molto duri e caldi, ti fanno male e puoi avere un po' di temperatura (inferiore ai 38,5 C°, presa all'inguine).
- **Per prevenirlo**: attacca molto spesso il bambino al seno assicurandoti che sia attaccato in maniera efficace.
- **Per curarlo**: attacca spesso il bambino al seno, fai degli impacchi caldo/umidi sul seno per aiutare il latte a uscire, fatti fare un massaggio. Se il bambino ha difficoltà ad attaccarsi perché il seno è troppo turgido, prova a spremere un po' di latte prima di attaccarlo e ogni volta che ti senti troppo "piena".
- Devi sapere che se il seno resta sempre pieno e ingorgato tende a produrre un "fattore retroattivo di inibizione dell'allattamento" che ti fa produrre meno latte. L'allattamento funziona con la regola della domanda e dell'offerta: **più il bambino succhia**

	al seno e più latte viene prodotto.
- Hai la mastite e non puoi allattare.	- La **mastite** è un'infezione del seno. **Non devi assolutamente smettere l'allattamento** perché sarebbe peggio; il tuo bambino dovrebbe tranquillamente continuare a prendere il tuo latte. - I sintomi sono il dolore al seno, che è caldo, rosso in alcuni punti, molto dolente; la febbre è alta (sopra i 38 C°) e spesso c'è uno stato generale di malessere. - Per prevenirla: riposati a sufficienza, allatta spesso, evita gli stress, se hai le ragadi cura molto l'igiene del seno. - Per curarla: riposa molto (come se avessi un'influenza), **continua ad allattare anche e soprattutto con il seno malato** (se ti fa troppo male o il bambino rifiuta il seno devi comunque svuotarlo manualmente o con un tiralatte). - Se i sintomi persistono più di qualche ora nonostante un migliore svuotamento del seno conviene che tu senta un medico allopatico o un omeopata, se preferisci.
- Il bambino non cresce abbastanza di peso e quindi ha bisogno di un'aggiunta di latte artificiale.	- Il bambino allattato al seno dovrebbe crescere almeno 120 g a settimana per il primo mese di vita. Qualche volta cresce molto di più, se il bambino prende solo il tuo latte non può essere "troppo". Ci saranno, probabilmente, anche delle settimane in cui la sua crescita sarà inferiore o stazionaria soprattutto se poco prima era cresciuto di molto. - Le feci e la pipì che trovi nel pannolino ti possono rassicurare del fatto

che il bambino mangia a sufficienza. Dopo la prima settimana di vita del bambino la pipì deve essere chiara e abbondante (5-6 pannolini bagnati al giorno); il bambino può andare di corpo a ogni poppata (con feci chiare e quasi liquide, dette "feci da latte") oppure anche ogni 3-4 giorni, l'importante in questo caso è che le feci siano abbondanti e morbide.

- A volte un'infezione enterica o delle vie urinarie può causare l'arrestarsi della crescita o addirittura un calo del peso. In questo caso smettere di allattare o dare aggiunte di latte artificiale aggraverebbe soltanto la situazione del bambino. Allattare esclusivamente al seno è un'ottima prevenzione in questo senso.
- La maggior parte delle malattie della madre e del bambino sono compatibili con l'allattamento al seno, come pure la maggior parte dei medicinali assunti dalla madre.
- Il bambino malato ha ancora più bisogno di ricevere il latte materno, anche se non può attaccarsi al seno.

Bambini con problemi

Tutto diventa più difficile se il tuo bambino ha dei problemi di salute o delle malformazioni che rendono più complicato l'allattamento.
Se il latte materno è fondamentale per la crescita di un bambino sano, diventa praticamente indispensabile per i bambini che nascono prematuri o malati.
Purtroppo spesso succede che proprio in questi casi ci si scoraggia e/o si viene poco sostenute e l'allattamento fallisce proprio quando sarebbe più importante.
Se sei mamma di un bambino prematuro o malato che rischia di non farcela può esserti molto difficile gestire il senso di impotenza: il bambino è spesso tenuto in incubatrice, collegato a dei tubicini, monitorizzato, controllato dagli esperti.
Tirarti il latte perché venga somministrato al bambino è spesso l'unico modo di collaborare alla sua cura. Ti aiuta a sentire il legame, a sapere che stai facendo qualcosa di fondamentale perché il bambino possa sopravvivere e avere una migliore qualità di vita.
Il segreto per riuscire a mantenere la produzione di latte anche se il bambino non può attaccarsi al seno è di cercare di riprodurre il più possibile la frequente suzione del bambino con il tiralatte. Il neonato sano ciuccia dal seno in genere almeno 8-12 volte nell'arco delle 24 ore, ma spesso molto di più. Questo significa che dovresti cercare di tirare il latte dal seno almeno ogni 2-3 ore, per circa 10 minuti a seno i primi giorni e poi una volta arrivata la "montata lattea" fino a due minuti dopo la fine della fuoriuscita del latte. La notte puoi evitare di svegliarti apposta se ti senti troppo stanca, cercando però di fare pause tra uno svuotamento e l'altro non superiori alle sei ore e di recuperare di giorno usando il tiralatte più di frequente. Se però la produzione di latte dovesse essere scarsa o tendere a diminuire sarebbe meglio tirare il latte anche di notte. Ricordati: meglio tirare il latte per poco tempo, ma spesso, che tirarlo poche volte per un tempo più lungo!
Un ottimo metodo per spremere il latte è anche quello manuale

con la tecnica detta di Marmet. Metti l'indice e il pollice della mano al limite dell'areola, premi forte verso la cassa toracica e, tenendo premuto, stringi le dita; vedrai uscire il latte con facilità e senza dolore. All'inizio bisogna farci un po' la mano, ma se prendi il ritmo, puoi farlo comodamente dappertutto senza bisogno di portarti dietro il tiralatte. Se vuoi raccogliere il latte che spremi manualmente devi fare attenzione a lavarti bene le mani. Allora puoi raccoglierlo direttamente in un contenitore che tieni con la mano libera.

Il latte materno si conserva benissimo; pensa che se lasciato a temperatura ambiente il latte artificiale si riempie presto di batteri, mentre nello stesso periodo di tempo il latte materno resta praticamente inalterato grazie ai suoi fattori immunitari.

Puoi conservare il tuo latte in diversi modi:

- per 24 ore a temperatura ambiente;
- per 72 ore (tre giorni) tra 0 e 4 C° (solitamente in frigo);
- per tre mesi nel congelatore a scomparto separato dal frigo.

Se lo congeli devi scongelarlo a temperatura ambiente o sotto l'acqua calda. Il latte non deve essere mai scongelato o scaldato con il forno a microonde. Una volta scongelato si conserva per altre 24 ore e poi va buttato.

Anche se il tuo bambino non dovesse avere problemi particolari può esserti conveniente conservare un po' del tuo latte e farne una piccola scorta. Puoi farlo in ogni momento anche se alcune donne trovano più semplice farlo la mattina appena sveglie quando nel seno si è accumulato un po' di latte in più; infatti spremere il latte a mano o con il tiralatte è diverso dalla spremitura che ne fa il bambino dal momento che il "riflesso di eiezione" del latte che il tuo corpo mette in moto quando è il bambino a ciucciare fa più fatica a partire se manca questo stimolo. Avere una scorta di latte (ti conviene surgelarlo) può essere utile per quando, e se, devi tornare a lavorare, per quando vuoi avere una serata libera, da usare per le prime pappe.

Per somministrare il latte spremuto al bambino sarebbe bene evitare di usare il biberon almeno fino a quando non sei sicura che tutto stia andando per il meglio.

Esistono altri metodi come i seguenti.

1. la siringa: si mette il latte in una siringa e, senza ago ovviamente, la si avvicina all'angolo della bocca del piccolo spremendo lo stantuffo appena appena. Il bambino va tenuto semiseduto.
2. Il bicchierino: tenendolo semiseduto si avvicina alla bocca del bambino una tazzina ricolma di latte in modo che lui possa succhiarlo poco a poco.
3. Il DAS, dispositivo di alimentazione supplementare: consente di dare al bambino latte spremuto o latte artificiale e allo stesso tempo di tenerlo attaccato al seno con il vantaggio di stimolare la produzione di latte o di aiutare un bambino "pigro" ad attaccarsi al seno.
4. Il poppatoio Haberman: un biberon con una tettarella non a forma di capezzolo, serve a evitare la confusione tra seno e tettarella mantenendo la comodità del biberon.

Si tratta di avere un po' più di pazienza che non con il biberon, ma ne vale la pena perché queste modalità di somministrazione del latte materno interferiscono molto meno con l'attaccamento al seno.

Il contatto

Il tuo bambino è cresciuto all'interno del tuo corpo per molti mesi, stretto tra le pareti del tuo utero che gli ha fatto da casa; al momento della nascita si trova all'improvviso libero, ma nel vuoto, a contatto con aria fredda che gli riempie i polmoni per la prima volta, dal buio alla luce, senza più la costante presenza del tuo battito e della tua voce. Questo è il trauma della nascita per molti, un trauma che può essere smorzato cercando di limitare al massimo la separazione dalla madre al momento della nascita. Il taglio del cordone dovrebbe essere rimandato al momento in cui cessa di pulsare, il bambino dovrebbe essere accolto con amorevolezza e dato subito alla madre, si dovrebbero evitare luci accecanti

e rumori inutili, non si dovrebbero separare la madre e il neonato. Nelle nostre Sale Parto questo succede ancora raramente, anche nel caso di nascite fisiologiche, cioè senza rischi particolari.
Quello che scrisse Montague nei lontani anni '70 è purtroppo ancora molto attuale: "Appena nato, dopo che gli hanno legato e tagliato il cordone ombelicale, il bambino viene mostrato alla madre e poi un'infermiera lo porta nella nursery: qui lo pesano, lo misurano, registrano le sue caratteristiche fisiche e d'altro genere, gli attaccano un numero intorno al collo e infine lo mettono in un lettino a gridare disperato il suo dolore. Le due persone che in questo momento hanno più bisogno l'una dell'altra, più di quanto ne avranno in qualsiasi altro momento della loro vita, sono separate, impossibilitate a continuare lo sviluppo di un rapporto simbiotico tanto necessario per l'ulteriore sviluppo di entrambe".
Purtroppo nel caso di un taglio cesareo esistono delle difficoltà oggettive che impediscono di mantenere il contatto con il bambino appena nato. Però ci sono delle richieste che puoi ragionevolmente fare.

- Puoi chiedere che ti venga mostrato il bambino non appena possibile, se sei sveglia. Conviene aspettare che il bambino venga asciugato così da poterlo avvicinare al viso senza che prenda troppo freddo.
- Puoi chiedere di averlo a contatto con te (pelle a pelle) anche durante l'intervento, anche se sono pochi i reparti attrezzati a fare ciò, per cui è bene controllare prima.
- Puoi chiedere che subito dopo i primi controlli venga posto tra le braccia del papà, dove starà più caldo che in una culletta termica.
- Puoi chiedere, se le sue e le tue condizioni di salute lo permettono, che ti venga dato appena finito l'intervento, in modo da poterlo tenere tra le tue braccia e provare ad allattarlo. Per fare questo avrai probabilmente bisogno di aiuto; non ti scoraggiare se non riuscite subito, si può comunque recuperare. Inoltre, molti bambini non sentono il bisogno di attaccarsi immediatamente al seno, l'importante è che abbiano la possibilità di farlo

Il contatto è fondamentale per il nostro piccolo mammifero e, anche se con il cesareo i primi momenti spesso sono contrassegnati dal distacco, a volte anche traumatico, con il tempo puoi senz'altro recuperare.
Ogni giorno che passa ti senti meglio e più in grado di prenderti cura del tuo piccolo. Il tuo compagno e/o i tuoi parenti possono offrirti un sostegno prezioso, come pure i sanitari della struttura dove sei ricoverata, ma ci sono due cose che nessuno può fare bene come te: allattare e coccolare.
Il contatto con te è di fondamentale importanza per il bambino anche se questa importanza viene continuamente sminuita nel nostro contesto sociale. Tuo figlio ti riconosce fin dal primo istante; a noi ostetriche succede in continuazione di portare a far vedere un bambino alla madre mentre viene operata di taglio cesareo, un bambino che probabilmente sta piangendo e che appena avvicinato al viso della madre smette all'istante per poi ricominciare non appena portato via. Ci succede anche quando diamo un bambino al suo papà, specialmente se questi ha saputo essere presente e partecipe in gravidanza.
Voglio qui sfatare un altro detto comune: "Piangere fa bene al neonato". Non è vero, il pianto del neonato è un segno di angoscia e terrore. Il pianto è l'unico mezzo che il neonato ha di comunicare ed è fondamentale che venga ascoltato.
Il tuo bambino non ha la cognizione del tempo, per lui tutto è qui e ora. Se ha fame sente un gran dolore che non sa spiegare e non può certo consolarsi pensando: "Alle 12 qualcuno verrà a darmi da mangiare" o "Adesso arriva la mamma". Se si sente solo e sperso nel gran mondo che lo circonda non può pensare: "Non mi prendono perché sennò mi vizio" o "Beh, non posso certo pretendere di stare sempre in braccio".
Tu sei, insieme al suo papà, la sua ancora di salvezza, il suo habitat perfetto.
Il tuo bambino è un mammifero, quasi un marsupiale se ci pensiamo: infatti, mentre i cuccioli degli altri mammiferi nascono già con diversi gradi di autonomia, il cucciolo dell'uomo viene parto-

rito quando è ancora piuttosto immaturo.
Questo succede perché la massa cerebrale di noi umani si è sviluppata molto nel tempo e se si aspettasse in utero il completo sviluppo, il cucciolo dell'essere umano non potrebbe più nascere perché avrebbe una testa troppo grossa rispetto al bacino della madre. Ecco perché il bambino ricorda il marsupiale che nasce completamente immaturo, anche più di noi, e che viene alloggiato nel marsupio della madre dove si attacca al capezzolo per completare la sua crescita.
Anche il neonato, se non viene disturbato, sa perfettamente cosa deve fare alla nascita: deve attaccarsi al seno della madre. Pensa che esistono dei filmati in cui il bambino appena nato da un parto non medicalizzato striscia da solo sul corpo della madre fino ad attaccarsi al seno.
Fino a poco tempo fa si pensava che il neonato fosse completamente inerme, invece ora sappiamo che ha molte competenze che lo rendono adatto alla vita. Appena nato sa succhiare, sa riconoscere la madre e il padre, sa richiamare l'attenzione se ha qualche problema, sa come stimolare la madre a produrre il latte di cui ha bisogno.
Come il marsupio del canguro è l'habitat ideale per il piccolo marsupiale, così il tuo corpo è l'habitat ideale per il tuo bambino ed è il luogo dove dovrebbe passare la maggior parte del tempo fino al raggiungimento di una certa autonomia.
Contrariamente a quanto viene spesso detto, più tieni vicino il tuo bambino e meglio è. Esistono molte valide ragioni per mantenere un contatto costante o quasi con il tuo bambino e la prima è che è istintivo farlo, che probabilmente ti va di farlo ed è appagante per tutti e due, ma subito appaiono le facoltà razionali che ti dicono che "fior, fior di educatori hanno scritto che no, assolutamente non bisogna prendere in braccio un bambino che piange sennò si vizia", e compaiono i parenti, gli amici e i vicini ognuno con il suo metodo educativo e il tuo è sempre quello sbagliato!
Invece le ultime ricerche, ma ormai da molti anni esistono delle evidenze in merito, sembrano dimostrare quello che ci direbbe

anche il comune buon senso: il contatto fisico è fondamentale per la crescita armoniosa dell'individuo.

Infatti il bambino nasce con un cervello ancora in gran parte da formare e saranno le esperienze tattili, emotive e fisiche che costruiranno non solo l'esperienza che aiuta a crescere, ma le stesse impalcature di neuroni del cervello e le ramificazioni tra di loro. Quello che si è finalmente capito è che in particolare i primi due mesi di vita sono di fondamentale importanza perché le esperienze positive o negative che subisce il neonato si imprimono nel cervello sotto forma di collegamenti tra neuroni contribuendo alla crescita in una direzione piuttosto che in un'altra.

È famoso l'esperimento che fece il re Federico Bbarbarossa secoli fa quando di certo non esistevano i comitati di bioetica. Prese degli orfani e diede ordine di curarli di tutto punto, ma di non parlare con loro e di evitare il contatto fisico; ebbene, a quanto pare, morirono tutti.

Il contatto fisico è un vero e proprio nutrimento per l'individuo.

Ora, il dilemma di molte di noi è come regolarci con il bambino che ci sta di fronte. Sentiamo e leggiamo che bisogna dargli delle regole fin da subito, altrimenti ci troveremo presto di fronte a un piccolo tiranno. Quello che vorrei farti notare è che forse è sbagliata la tempistica: il bambino ha bisogno che qualcuno lo aiuti a tracciare i suoi limiti, ma questo può accadere solo quando comincia a sviluppare una sua identità ben distinta dalla tua. Imporre a un neonato degli orari per i pasti, per il sonno, di addormentarsi da solo nella culla e di restarci, quasi sempre è molto stressante per lui e anche per i suoi genitori. Cercare di rendere "indipendente" un essere che in quel momento dipende completamente da noi lo porta ad aggrapparsi ancora di più. Il bambino che può vivere appieno il suo momento di dipendenza e che sa che ci sei non vede l'ora di scoprire il mondo. Ognuno ha i suoi tempi, ci sono bambini che hanno bisogno di più tempo per il distacco e altri meno; tu sei senz'altro quella che può capire meglio quando tuo figlio è pronto e quando cominciare a dargli dei limiti.

A prescindere dalle migliaia di pagine che si sono scritte sull'argomento, ricordati di seguire il tuo istinto di madre. La vera specialista sei tu, tutti gli altri esperti sono solo dei consulenti. Goditi tuo figlio e sarai più felice anche tu. Le coccole fanno bene! (a qualunque età).

Portare il bambino

Un ottimo modo di offrire contatto al tuo bambino e allo stesso tempo di essere più libera di muoverti è quello di portare il tuo cucciolo addosso come hanno fatto per millenni le madri di tutto il mondo.
Esistono diversi modi per farlo: da un semplice telo casalingo, al marsupio più ricco di gadget. Personalmente propendo per la fascia, almeno per il primo periodo di vita, ma esistono ottimi marsupi in commercio. L'importante è che, se scegli di usare un marsupio, quest'ultimo sia adatto a sostenere bene il bambino e che non gravi troppo sulla tua schiena. In particolare il bambino non dovrebbe essere appeso al marsupio ma essere tenuto da sotto le cosce, quindi bene quei marsupi che hanno una base d'appoggio larga e che tendono a tenere le gambe del bimbo larghe, a circondare la tua vita o quella del papà Inoltre, perché il peso non faccia male alla schiena, dovrebbe avere delle cinghie larghe e imbottite che passino sulle spalle e essere portato stretto a tal punto che la testa del bambino sia quasi all'altezza del mento di chi lo porta.
Per quanto riguarda la fascia portabebè ne esistono di altrettanto buone già pronte e alcune anche imbottite per evitare l'effetto "tagliente" sulla spalla; alcune sono in tessuto biologico, il che ha il vantaggio di poter essere succhiato tranquillamente dal bambino.
La mia preferita è la fascia a telo: un lungo telo di circa 3-4 metri di lunghezza (a seconda della tua taglia) per 60 cm di larghezza che puoi tranquillamente fare da sola con pochissima spesa. Ti conviene scegliere un tessuto di cotone, possibilmente biologico e, se lo trovi, lievemente elasticizzato. Una volta fatto l'orlo ti con-

viene segnare con il metodo che più ti aggrada la parte centrale del telo in modo da poter avere due parti di lunghezza uguale con cui procedere a legare il bambino al tuo corpo.
Il vantaggio della fascia a telo sta nel fatto che con una spesa unica puoi portare il bambino in moltissimi modi diversi, da appena nato fino a che il suo peso te lo permette.
Puoi portarlo:
- "a culla" - ottimo per il bambino appena nato che si può accoccolare, dormire e poppare mentre hai le mani libere;
- girato verso di te;
- girato verso l'esterno - meglio per bambini più grandicelli;
- "a zainetto";
- sul fianco - per i più grandi che vogliono stare spesso in braccio ma che sanno camminare da soli.

Tutte queste posizioni sono possibili con un telo molto lungo, ma anche con un telo di 2 metri puoi comunque portare il bambino "a culla" e sul fianco. Un altro vantaggio del telo è quello di poter essere usato come lenzuolino se vuoi appoggiare il bimbo addormentato da qualche parte (e come si addormentano!).
Una volta ho usato un vecchio telo portabebè come altalena per mia figlia semplicemente legandolo tra due poltrone!
Pensa a che differenza andare in giro in città con una carrozzina: il traffico per farla salire su un autobus (missione impossibile) o anche per smontarla e metterla sulla macchina, per non parlare dei marciapiedi spesso intasati dalle macchine. Inoltre, con la fascia non devi temere che il bimbo prenda freddo anche nelle giornate più rigide; basta infilarla a casa e poi metterti sopra il cappotto, il bambino così è perfettamente protetto dalle intemperie..
All'inizio ti sembra molto complicato imparare a portare il bambino in questo modo e molte si scoraggiano prima di aver effettivamente tentato. Io ti consiglio di provare, se poi decidi che non fa per te puoi sempre riciclare, anche tagliandolo, il pezzo di stoffa che ti ho chiesto di acquistare.
Ti consiglio di fare le prime prove con una bambola.

Per portare il bambino "a culla":

1. prendi il bambino in braccio come se volessi allattarlo;
2. passa davanti al suo corpo il telo mettendo la parte centrale all'altezza del sederino;

Importante! alterna le tue mani in modo da averne sempre una che regga il corpo del bambino.

3. passa la parte di telo che sta dal lato delle sue gambe sopra la tua spalla;
4. con la mano che sta dal lato delle gambe prendi da dietro la tua schiena la parte di telo che sta dal lato della testa e portala sul davanti del tuo corpo all'altezza della vita;
5. continua a tenere il telo e con quella stessa mano reggi il bambino mentre con l'altra mano vai a prendere da dietro la schiena il pezzo di telo che avevi passato sulla spalla;
6. tira bene i due capi del telo fino a che senti il bambino ben tenuto contro il tuo corpo e fai un nodo doppio sotto il suo corpo davanti alla tua pancia;

Ora il tocco finale perché la sua testa sia sostenuta al meglio e la tua spalla non soffra.

7. prendi il bordo di telo che si trova vicino al tuo collo e rovescialo sulla tua spalla fino all'attaccatura con il braccio.

Ecco fatto! Adesso puoi lasciare andare il bambino e sentire come è ben tenuto contro il tuo corpo senza ondeggiare quando ti muovi…

Per portare il bambino girato verso di te:

1. prendi in braccio il bambino con le gambine bene aperte e con la testa all'altezza del tuo mento;
2. appoggia il telo ben aperto con la parte centrale sulla sua schiena e fai in modo che arrivi ben bene fin sotto le sue ginocchia e sopra alla testa (se ha più di 3 mesi non occorre che la testa sia tenuta);
3. alternando le mani, una deve essere sempre dedicata a tenere il bambino, passa entrambi i capi del telo sopra le tue spalle e incrociali dietro la schiena tirando finché senti il bimbo ben tenuto;

4. ora passali sul davanti della tua vita e fai un bel doppio nodo sotto il sederino del bambino - se ti avanza abbastanza stoffa puoi anche solo incrociare il telo davanti e riportarlo dietro la tua schiena dove farai il nodo;
5. per tenere meglio la sua testa e non far soffrire le tue spalle puoi rovesciare i bordi del telo che si trovano vicino al tuo collo e portarli fino all'attaccatura del braccio.

Ad alcuni bambini piace essere portati in braccio mentre guardano il mondo, ma a partire dal terzo mese di età. Per te non è una posizione particolarmente comoda perché può risultare un po' troppo pesante sul collo.
Per portare il bambino girato verso l'esterno:

1. mettiti il telo sopra le spalle a mo' di scialle con i due capi ugualmente divisi davanti;
2. prendi il bambino in braccio girato verso l'esterno;
3. passa i capi del telo sul petto del bimbo e incrociali tra le sue gambe;
4. portali dietro la tua schiena e incrociali nuovamente;
5. riportali in avanti e fai un nodo doppio davanti alla pancia del bambino.

Per portare il bambino sul fianco:
solo per i più grandicelli

1. appoggia il bambino a cavalcioni del fianco che preferisci, ti conviene l'opposto della mano che usi di più;
2. appoggia il telo con la parte centrale sulla sua schiena e rimboccalo ben bene sotto le sue ginocchia (il metodo è sempre lo stesso);
3. con la mano opposta al lato dove tieni il bambino prendi il lato di telo che si trova sul davanti e portalo sulla spalla opposta a quella del fianco occupato;
4. sempre con la stessa mano prendi da dietro la schiena l'altro capo del telo e portalo sul davanti della tua vita fin sotto il sederino del bimbo;
5. con quella mano tieni ora il bambino e il telo e con l'altra pren-

di il telo che penzola dalla tua spalla e portalo sotto il sederino del bimbo;
6. tira il telo finché non senti il bimbo ben tenuto;
7. ora puoi fare un bel doppio nodo sotto il suo sederino e il gioco è fatto.

In genere i bambini più grandi, quelli che si portano comodamente sul fianco, vogliono stare un po' su e un po' giù, può essere quindi comodo usare un metodo più semplice che puoi in realtà usare anche per portare il bimbo a culla (in questo modo però hai bisogno di usare un braccio per reggerlo meglio) e con cui puoi lasciare il telo già legato alla misura giusta per te.
L'ideale sarebbe farsi aiutare da qualcuno che mentre tieni il bambino a culla o sul fianco possa aiutarti a legare il telo a misura, altrimenti puoi annodarlo cercando di indovinare quanta stoffa ti serve e facendo, al limite diverse prove.
Se hai un aiuto puoi passare il telo come al solito sul corpo del bambino e poi passarlo sulla spalla opposta a quella dove si trova la sua testa, il tuo aiutante dovrebbe poi stringerlo dietro la tua schiena fino a che ti senti comoda e senti il bambino ben tenuto e fare un doppio nodo (possibilmente un nodo piano se lo sa fare).
Se il nodo dietro la schiena ti dà fastidio puoi spostarlo sul davanti facendo scorrere la stoffa, ma solo se il bambino è sul fianco, non a culla.
Per finire rovescia sempre il bordo del telo sulla spalla, come ho scritto prima.
Questo metodo è comodo perché puoi infilare e sfilare il telo tenendolo sempre annodato, il che ti permette di risparmiare tempo.

Per portare il bambino a zainetto:
1. per questo metodo puoi sia farti aiutare da qualcuno che regge il bambino a cavalcioni della tua schiena, sia farlo da sola (quando sei un po' più esperta), sia appoggiare il bambino sul telo a sua volta appoggiato su un divano e partire sedendoti

davanti a lui;
2. da seduta passa i lati del telo sulle tue spalle;
3. incrocia i lati del telo sul petto e portali verso dietro tirando finché non senti il bimbo ben tenuto;
4. sempre tenendo i due capi del telo con le mani passale sotto il sederino del bambino e comincia ad alzarti;
5. piegati un po' in avanti e tira i due capi fino a che non lo senti bello stretto contro di te;
6. ora incrocia i due capi sotto il sederino del bambino, riportali in avanti e fai un nodo doppio sulla tua pancia.

Importante! Il telo deve arrivare fin sotto le sue ginocchia in modo che non possa scivolare.

Il sonno condiviso

Il sonno dei bambini sta diventando un tema sempre più scottante per chi si occupa di puericultura. Sono stati scritti vari libri su questo argomento, libri per dire ai genitori come dovrebbero comportarsi da questo punto di vista. Quello che ti propongo qui è solo una riflessione, uno spunto "eretico".
La tendenza nelle società occidentali attuali è quella di offrire al bambino uno spazio tutto suo, separato da quello della madre e del padre fin dalla nascita (il rito della preparazione della cameretta). Ai genitori spesso viene addirittura detto di evitare di poggiare il bambino sul lettone per evitare che poi non voglia più andarsene. Come se il neonato potesse fare capricci e non avere solo bisogni. Come ho già accennato prima, per il bambino i primi mesi e anni sono fondamentali per l'acquisizione di abilità e competenze specifiche della nostra specie, ma anche per la costruzione del suo lato emotivo. La separazione, anche simbolica, permea tutto il primo periodo di vita del bambino. Separazione dall'utero (la nascita), separazione dal corpo della madre (lo svezzamento), separazione dalla veglia (il sonno), separazione dalla famiglia (la scuola). A questa separazione deve necessariamente far da contro il contatto fisico ed emotivo con delle figure di accudimento perché

si abbia uno sviluppo armonico delle capacità intellettive ed emotive del futuro adulto. Questo non significa che chi viene deprivato di amorevole contatto nei primi anni di vita sarà un adulto sbagliato, ma che probabilmente avrà più difficoltà a costruirsi un'identità basata sull'amore per se stesso e per gli altri.

Il momento della nanna che per i bambini equivale un po' a una piccola morte, può essere fonte di grande stress per alcuni bambini e provocare ansie "da gestione" nei genitori.

Per il neonato in particolare è automatico addormentarsi tra le braccia della mamma o del papà, cullato dal loro cuore che batte e dal movimento del corpo (come quando era nell'utero), tanto che spesso appena viene messo giù si risveglia. Voglio invitarti a pensare che è normale che tuo figlio chieda la tua presenza vicino a sé nella fase di addormentamento, che si aspetti di sentirti vicina (e così il papà) se si risveglia di notte. Quello che vuole è solo contatto fisico e la rassicurazione di non essersi perso nel buio e nel sonno. In particolare per i primi tempi dopo la nascita potrebbe essere utile a entrambi che il bambino dorma vicino a te. Non necessariamente nello stesso letto ma, per esempio, in un lettino posto accanto al vostro e legato come un "sidecar". Questo posizionamento ti offre il vantaggio di non doverti alzare di notte i primi tempi quando i risvegli sono frequenti e dovuti alla necessità di poppare. Dopo un cesareo il doversi alzare dal letto per tre o quattro volte a notte può essere decisamente troppo. Dormire insieme a te e al padre non può essere dannoso per il bambino, a meno che non facciate uso di droghe o di alcol in quantità eccessiva! Non può nemmeno danneggiare la vostra intimità a meno che non decidiate di farlo dormire ogni singola notte in mezzo a voi. Tenere il bambino dalla tua parte del letto, in uno spazio contiguo al tuo, può darti la possibilità di affaticarti di meno, di riaddormentarlo velocemente prima che si risvegli del tutto (a molti basta sentire il contatto) e di godere comunque di tutta l'intimità che vuoi con il tuo partner. Alcuni genitori hanno paura che il bambino possa sentirli o vederli mentre fanno l'amore: quello che posso dirti se questo è il caso è che il bambino di pochi mesi non può

attribuire significati negativi all'atto sessuale, ma semmai percepirne l'energia positiva che ne deriva (a meno che non si sfoci nel sadomaso…) e inoltre… che non esiste solo la camera da letto!
Con il tempo capirete quando il bambino è pronto per dormire da solo, ognuno ha i suoi tempi, anche se è normale che possa sentire spesso il bisogno di raggiungervi nel lettone durante la notte o al risveglio.
L'importante è che per il bambino sia chiaro che la notte è fatta per dormire.

Note

1. Work group on breastfeeding, "Allattamento al seno e impiego del latte materno", *Pediatrics*, vol. 10 No.1 feb 1998.
2. UNICEF, *Allattamento al seno per crescere in buona salute*, collana obiettivi 2000.

Per allattamento materno esclusivo si intende quello portato avanti solo con latte materno che sia dal seno o spremuto, anche se di un'altra donna, anche se il bambino assume vitamine e/o medicine.

Capitolo VI
Prenderti cura di te

I primi giorni

Il cesareo "incide" in profondità sotto tutti i punti di vista: quello fisico e quello emotivo. Il buon instaurarsi del rapporto con il tuo bambino e dell'allattamento può notevolmente aiutarvi a superare eventuali crisi. Non sempre questo è possibile o immediato e allora è fondamentale saper chiedere aiuto: al tuo compagno, alle persone che ti sono più vicine, agli operatori sanitari. La ripresa fisica ed emotiva è importante, non sottovalutarla; come donna probabilmente tendi a mettere in secondo piano il tuo benessere, ma ricordati che se non stai bene tu è difficile che possa stare bene la tua famiglia.

La parola d'ordine allora può essere: *Per il bene della mia famiglia è bene che io stia bene!*

Emotivamente potresti sentirti in difficoltà nell'attaccamento con il bambino, a volte fai persino fatica a credere che sia uscito dal tuo corpo, soprattutto se il cesareo è avvenuto in anestesia generale. Dal punto di vista fisico potresti avere dolore anche solo a girarti nel letto, anche se una buona copertura analgesica dovrebbe ridurre molto le sensazione dolorosa, ma comunque la ripresa può essere faticosa soprattutto in confronto a quelle che hanno partorito "naturalmente" che si alzano senza problemi e sono pienamente autonome.

Il risveglio dall'anestesia è molto diverso a seconda se hai ricevuto quella generale o locale. Tranne casi urgentissimi, la maggior parte degli anestesisti propone ormai l'anestesia cosiddetta loco-regionale; ne esistono due tipi: epidurale e spinale, vengono preferite a seconda dell'anestesista e dell'uso che se ne fa nella struttura. I vantaggi rispetto all'anestesia generale sono vari: la minore pericolosità, un risveglio dall'anestesia più graduale, un miglior controllo del dolore post-operatorio.

Sia che tu riceva un'anestesia locale o generale al risveglio dovresti ricevere una buona copertura antidolorifica che però spesso non annulla la sensazione dolorosa. In ogni caso, se hai dolore esprimilo e fatti spiegare cosa viene fatto per tenerlo a bada e se è possibile fare di meglio.

Appena ti è possibile muoviti, può essere faticoso e doloroso all'inizio, ma è fondamentale per:

1. una buona ripresa generale;
2. riprendere la motilità intestinale in modo da poter togliere flebo e cateteri vari;
3. poter ricominciare a mangiare e a bere;
4. evitare possibili problemi dovuti all'immobilità come le tromboflebiti.

La gestione del dopo-taglio cesareo varia molto a seconda della struttura in cui ti trovi e del tipo di anestesia che ti è stata praticata. In alcuni reparti si permette alla donna che ha fatto un cesareo, ed è in buone condizioni, di mangiare e di bere poche ore dopo l'intervento, in altre si sta a digiuno anche per tre giorni.

Oramai con la tecnica moderna la ripresa è molto più rapida e la convalescenza ridotta rispetto a qualche anno fa. In genere il periodo di degenza in ospedale è di 3 o 4 giorni.

In molti ti consigliano di usare una pancera, in realtà non è necessaria, anche se i primissimi giorni dopo l'intervento può aiutarti a sentirti più "contenuta"; come abbiamo già detto però, il suo uso, specie se prolungato, può ritardare e impedire una buona ripresa del tono muscolare addominale.

Puoi ricominciare a fare addominali dopo un mese circa quando la ferita non ti fa più male, l'importante è ricominciare con caute-

la e stando attente a non sforzare troppo la schiena. All'inizio la pancia ti sembra veramente flaccida (questo succede anche a chi partorisce spontaneamente) e ti sembra che non potrà mai tornare quella di prima, ma se hai un minimo di attenzione succede, anche perché se allatti hai l'occasione di perdere tante calorie con il minimo sforzo, dal momento che la produzione del latte richiede al tuo corpo molte energie. Nel primo periodo basta che tu faccia attenzione a tenere in dentro l'ombelico mentre sei in piedi o cammini e questo basta a riprendere un po' di tono muscolare.
Per quanto riguarda la cura da dedicare ai punti e alla sutura bastano i seguenti piccoli accorgimenti.

- Quasi sempre oramai vengono usati fili da sutura riassorbibili, questo significa che non devi ritornare in ospedale per la loro rimozione. Se così non fosse ti viene comunicato all'atto della dimissione. In genere i punti cadono da soli in un tempo che varia tra una settimana e venti giorni.
- Per la disinfezione della ferita chirurgica si possono usare diversi prodotti: dal Betadine, all'acqua ossigenata, a qualunque disinfettante in commercio non troppo aggressivo. Personalmente preferisco un prodotto più naturale come la "tintura madre di Calendula", una tintura alcolica che va diluita in acqua nell'ordine di 15 gocce in messo bicchiere di acqua tiepida. Con il prodotto da te scelto puoi pulire la ferita una o due volte al giorno.
- Il cerotto andrebbe tolto dopo 24 ore dall'intervento per dare modo alla ferita di restare asciutta e cicatrizzare prima.
- Conviene limitare l'uso di pomate perché tendono a mantenere bagnata la ferita. Quando la ferita si è un po' asciugata può essere utile usare la pomata alla calendula che in genere è molto utile sulle ferite.
- Vi è una pomata in vendita presso le farmacie del Vaticano che sembra utile nell'evitare la formazione di cheloidi. Si chiama "contractubex". Personalmente l'ho usata e devo dire che la cicatrice che ho è molto sottile, ma potrebbe essere un caso.
- Altre donne riportano di aver usato il gel di "aloe vera" e di aver avuto ottimi risultati.

- Un altro rimedio erboristico che sembra avere delle notevoli proprietà è l'"olio di rosa mosqueta", che oltretutto va bene anche per contrastare le rughe!

Secondo Michele Acanfora, medico omeopata: "La cicatrice è un tessuto del tutto particolare, un'anomalia non solo estetica, ma anche funzionale. Possiede caratteristiche bioelettriche diverse rispetto al resto della cute, mantenendo in sé un'informazione patologica, cioè quella del trauma che l'ha provocata"[1].

In effetti, la cicatrice del cesareo che dal punto di vista energetico provoca un campo di disturbo, può provocare dei fastidi anche importanti che a volte non vengono ricondotti al trauma dell'operazione. Ad esempio: cefalee ed emicranie, squilibri della tiroide, dolori lombari e sacrali, spasmo e ipertono intestinale, alterazioni posturali, rallentamenti della circolazione linfatica e venosa degli arti inferiori, ansietà e irritabilità. A volte può rimanere ipersensibile per lunghi periodi o altrimenti iposensibile come se fosse una zona estranea del corpo. Io personalmente ho sperimentato quest'ultima sensazione per almeno un anno.

Sempre secondo Acanfora qualora ci fossero problemi e disturbi legati alla cicatrice del cesareo può essere utile, addirittura risolutivo, effettuare una "neuralterapia". Si tratta dell'infiltrazione della cicatrice con piccole quantità di anestetico locale, terapia effettuabile da qualunque medico.

Secondo Rosanna Lagalante, osteopata: "Per evitare di arrivare alla necessità di un trattamento con infiltrazioni locali di anestetico è importante, appena sia consentito dalla guarigione della ferita chirurgica, procedere con delle tecniche manuali tessutali conosciute bene anche dai fisioterapisti, per "scollare" la cicatrice in modo da impedire l'instaurarsi di fenomeni aderenziali e retrazione tessutale. Ogni cicatrice, infatti, chirurgica o no, può rappresentare la causa dell'insorgenza di tanti disturbi, spesso anche a distanza di anni dall'evento traumatico e in sé, per quanto necessario, il cesareo è un'aggressione. Bisogna quindi aver cura di prevenire eventuali problemi, tutto sommato con piccoli accorgimenti che daranno grandi vantaggi futuri. Conoscere è già un poco guarire. L'osteopatia mira essenzialmente alla prevenzione e nel momento in cui si presenta un problema cerca di curare non solo il sintomo, ma le cause che ne sono alla base. È certamente possibile, infatti, che una lombalgia possa essere causata all'origine da una cicatrice chirurgica come quella di un cesareo. Spesso però, la sintomatologia si manifesta non così presto da far collegare i due eventi, questo perché, per fortuna, il nostro corpo è capace di creare dei compensi per riuscire a farci svolgere le nostre abituali attività quotidiane. Il prezzo lo si paga però in stress posturale, perché l'organismo non lavora più con una buona ergonomia e sollecita troppo alcune strutture, usurandole: la colonna vertebrale è la prima a risentirne". Il trattamento osteopatico sembra essere quindi molto utile sia per "guarire" dalla ferita del cesareo sia per prevenire eventuali disturbi in gravidanza, come anche per ottenere una migliore mobilità del bacino, utile durante il parto. L'osteopata sottolinea come anche talune forme di depressione post-partum possano essere alleviate notevolmente dal trattamento osteopatico. Il trattamento osteopatico sembra molto utile per i neonati a cui può essere praticato anche entro il primo mese di vita. Spesso basta una sola seduta per aiutarli a recuperare dallo stress del cesareo o di un parto complicato.

I primi tempi dopo un cesareo possono essere più faticosi senz'altro rispetto a chi a partorito per via vaginale. C'è la convalescenza da un intervento chirurgico da superare, il rodaggio dell'allattamento, l'attenzione da dare a eventuali problemi del bambino, la stanchezza. L'aiuto pratico ed emotivo del tuo partner è fondamentale e prezioso, come quello che ti possono dare parenti e amici. Lascia fare a loro le faccende di casa e goditi il bambino. Oppure se qualcuno ti chiede cosa può regalarti puoi chiedere un "buono per le pulizie", cioè il necessario per pagarti uno o due mesi di pulizie casalinghe: credimi, spendono di meno che a regalarti una culla nuova!

Molte donne sono state convinte a smettere di allattare perché si sentivano troppo stanche e magari anche depresse, senza considerare che una brusca interruzione dell'allattamento può peggiorare lo stato emotivo di una madre ed essere dannoso dal punto di vista fisico. A volte basta rendersi conto che hai strafatto e concedersi un po' di riposo e di tempo per sé.

Come scrive nel suo articolo "Pregiudizi sull'allattamento materno" il dottor Newman, un noto pediatra statunitense specializzato in allattamento materno: "L'allattamento al seno viene incolpato di tutto. Vero! La famiglia, i medici, i vicini di casa, gli amici e autisti di taxi daranno la colpa all'allattamento se la madre è malata, se le fanno male le ginocchia, ha difficoltà a dormire, dorme sempre, ha il capogiro, è anemica, le compare la sua vecchia artrite, perde i capelli, nota un cambiamento della vista, sente i campanelli nelle orecchie o ha prurito alla pelle. All'allattamento viene data la colpa, quando ci sono, dei problemi matrimoniali e quando gli altri bambini si comportano male.

È colpa dell'allattamento quando la rata di un'ipoteca sale e l'economia è instabile. E tutte le volte che c'è una cosa che non corrisponde alla vita da 'libro delle fiabe' alla madre viene consigliato da tutti che sarà meglio che smetta di allattare".[2]

Riuscire a riprendere la forma fisica dopo il parto è senz'altro più facile se prima della gravidanza eri tonica e di peso adeguato alla tua altezza, altrimenti potrebbe volerci un po' più di lavoro. Come ho già accennato prima, l'allattamento ti viene in aiuto perché, oltre a essere un momento piacevole, ti permette di "donare" molte calorie. Avere un'alimentazione equilibrata e fare del movimento rimangono però elementi fondamentali per sentirti in forma. Se, con la scusa che allatti, non fai che mangiare e stare seduta è difficile riuscire a perdere peso, anzi.

La natura ha previsto che la perdita del peso acquistato in gravidanza non sia immediata, ma graduale, perché il corpo della donna deve poter nutrire il bambino senza deperire troppo anche in caso di carestia. Infatti in caso di malnutrizione a soffrirne non è la qualità del latte prodotto (tranne in casi estremi), ma la salute della madre. Quindi non aspettarti di ritornare subito al tuo peso forma, ci vuole qualche mese, ma più è graduale la perdita di peso e meglio reagisce il tuo corpo. A volte si rischia addirittura di perdere troppo peso e anche per questo non conviene mettersi a dieta almeno i primi mesi. Quello che conta veramente per sentirsi bene è un regime alimentare adeguato. Esistono molte teorie e molti scritti in merito oltre a molte ricerche sulle qualità o meno di alcuni cibi che si smentiscono tra di loro. Non tocca a me dirti ciò che è giusto o meno mangiare. In fondo basta un po' di comune buon senso: bevi quando hai sete (possibilmente acqua), mangia quando hai fame (non per golosità), evita il più possibile i cibi industriali per privilegiare quelli freschi e caserecci, o ancora meglio biologici, fai spuntini sani con verdure crude e/o frutta. In questo modo ti sentirai meglio e con più energie.

Attività fisica

Con un bambino o più per casa diventa difficile riuscire a mantenere del tempo per se stesse; a volte non si riesce nemmeno a trovare il tempo per lavarsi o per prepararsi da mangiare, figurati per andare in palestra!
Eppure anche così puoi cercare di sfruttare dei momenti per riequilibrare il tuo corpo. Anche solo uscire di casa a fare una passeggiata comporta un certo lavoro fisico. Mentre cammini ricordati di tenere l'ombelico in dentro, la schiena dritta con le spalle rilassate e di mantenere un passo spedito. Una passeggiata di 20 minuti, o più, al giorno fa bene sia a te che al bambino, ma anche dentro casa puoi trovare il modo di fare un piccolo allenamento.
Ti consiglio di vestirti comodamente e di metter della musica che ti piace.
Prima di cominciare ad allenare gli addominali è essenziale che il tuo pavimento pelvico abbia ripreso un buon tono. Anche se non hai partorito per via vaginale, il pavimento pelvico ha dovuto sostenere un gran peso durante nove mesi. Lo stress che ha subito può portare nel tempo a incontinenza urinaria per cui è bene prevenirne l'insorgenza. Una serie di esercizi molto utili da continuare durante tutta la vita sono quelli detti di "Kegel" dal nome di

chi li ha codificati. Si tratta innanzitutto di identificare i muscoli da allenare e che di solito sono per le donne emeriti sconosciuti. Si tratta, in particolare, del muscolo pubo-coccigeo, quello che, per semplificare, si trova tra la vagina e l'ano nella zona anatomica denominata perineo. Per individuare questo muscolo prova a trattenere mentre fai la pipì, potresti non riuscirci subito dopo il parto per cui non ti spaventare. Riprova per un po' di giorni eventualmente finché riesci a capire qual è il muscolo che ti permette di bloccare il flusso di urina. Questo ti serve solo per capire cosa contrarre. Infatti la tecnica di Kegel consiste proprio nel contrarre i muscoli del perineo, trattenere e poi lasciare andare. Quindi:
- trattieni;
- resisti (all'inizio anche solo per un secondo);
- rilascia;
- fai una serie di contrazioni-rilasciamenti che può iniziare con 10 per poi gradualmente arrivare a 20-30, aumentando anche i tempi di contrazione;
- fai attenzione a non contrarre anche i glutei, cosa che all'inizio viene spontanea.

È un esercizio che puoi fare senza che nessuno se ne accorga: in auto, in autobus, in fila alla posta e dovunque ti venga in mente, quindi non hai scuse per non farlo. Anche mentre fai l'amore può essere un momento utile per ricordarsene oltre a essere piacevole sia per te che per il tuo partner. Quando senti che sei in grado di farlo una ventina di volte senza sforzo e di trattenere almeno per 5 secondi allora sei pronta per poter cominciare con gli addominali. Non scoraggiarti se ci vuole un po', l'importante è la costanza.
Ecco riportati alcuni esercizi semplici che puoi fare con il bambino.
1. Puoi sdraiarti sulla schiena tenendo il bambino in braccio e appoggiarlo sulle ginocchia che avrai sollevato in modo che le tue cosce si trovino a 90° rispetto all'addome e in modo da poter tenere le mani di tuo figlio mentre hai le spalle a terra. A questo punto puoi tirare su le spalle cercando di avvicinarti al viso del bambino che ne sarà probabilmente molto divertito,

mentre tu potrai allenare i tuoi addominali restando con le spalle leggermente alzate per circa 5 secondi e poi riportandole giù. Con il tempo puoi gradualmente aumentare a piacere i tempi di contrazione degli addominali.

2. Un altro esercizio divertente e utile per braccia e pettorali lo puoi fare appoggiando per terra, sopra un tappetino, il bambino a faccia in su e mettendoti in ginocchio di fronte a lui; a questo punto puoi incrociare le caviglie e mettere le mani di fianco al bimbo all'altezza delle tue spalle, restando appoggiata sulle ginocchia. Ora puoi fare dei piegamenti sulle braccia fino a toccare quasi il viso di tuo figlio e, se vuoi, puoi corredare il movimento verso il basso con un bel bacio sul suo visino. In questo modo puoi allenare i tuoi pettorali. Cerca di fare in modo che il movimento sia graduale e fermati se senti bruciare i muscoli.
3. Alzare e abbassare il bambino è un ottimo tonificante per le braccia: basta mettersi in piedi, ricordandosi di tenere in dentro l'ombelico, la schiena piatta e i glutei contratti. Nel frattempo puoi alzare e abbassare il bambino di fronte a te senza scendere oltre il livello della tua vita.
4. Per tonificare glutei e cosce puoi fare "il cane che fa pipì": appoggia il bambino a pancia in su sopra un tappetino e mettiti a quattro zampe sopra di lui. Ora allarga lateralmente la gamba destra e tienila alzata pochi secondi, riportala giù e ripeti almeno 5 volte (anche di più se vuoi). Poi passa alla gamba sinistra. Il bambino dovrebbe sentirsi rassicurato dal fatto che lo guardi e gli sei vicina.
5. Per tonificare l'interno coscia puoi fare puoi fare un esercizio semplicissimo anche mentre allatti. Metti qualcosa tra le ginocchia, per esempio una palla da bambino non troppo morbida, e stringila tenendo per alcuni secondi, all'inizio almeno 5, facendo poi una pausa. Ripeti una ventina di volte. Se metti le mani sul muscolo interno alla coscia puoi sentire come lavora.

Lo so che è difficile essere costanti, ma un programma giornaliero di anche solo 20 minuti può essere l'equivalente di 2 sedute alla settimana in palestra! I benefici di una moderata attività fisica sono notevoli anche a livello emotivo.

Lo spazio per te

Molte donne pretendono di tornare a casa dall'ospedale e ricominciare con il ritmo di prima, poi si sentono esauste e la colpa viene data al fatto che allattano o che stanno troppo con loro figlio. In realtà questa è una preziosa occasione per renderci conto che non siamo "wonderwoman" e che possiamo anche chiedere... Quello che riduce all'esaurimento molte donne è il voler continuare con gli stessi ritmi di prima della nascita, ritmi spesso infernali, quando le esigenze del nuovo nato, da solo, richiedono una quantità di tempo che forse non avresti immaginato. Se a questo si aggiunge il voler avere una casa in ordine e magari accudire anche il compagno oltre a gestire gli altri bambini, se ci sono, sorprende il fatto di non essere veramente esaurite. Si sa, le capacità di resistenza di una donna sono notevoli ma prima o poi può arrivare il crollo. Meglio prevenire. Considera che fino a pochi anni fa raramente una donna che aveva appena partorito si trovava da sola dentro casa. Si viveva circondate da familiari e vicine che condividevano con la neomadre la cura della casa e del bambino. Il puerperio era un periodo in cui la donna veniva coccolata e in cui le veniva richiesto di occuparsi per prima cosa del suo bambino, nuova risorsa per tutta la famiglia. La considerazione sociale di una donna quando diveniva madre saliva di colpo, cosa che succede ancora in molte culture. Nella nostra Italia invece sembra che la donna che diventa madre sia improvvisamente meno importante sia sul mondo del lavoro che a livello di visibilità sociale, tranne essere oggetto privilegiato degli spot pubblicitari che cercano di convincerla di quante cose ha bisogno il suo bambino. Questa solitudine in cui si trovano le donne-madri, e la mancanza di sostegno pratico ai neo-genitori, potrebbe addirittura spiegare in parte la diminuzione della natalità.

La possibilità di avere uno spazio per te è inversamente proporzionale alla quantità di figli che hai, ma rimane comunque un elemento importante per la tua salute mentale!
Per un bambino è senz'altro meglio avere vicino una madre serena e appagata per meno tempo piuttosto che una madre onnipresente, ma troppo stanca o nervosa. Allo stesso tempo anche il tuo compagno dovrebbe essere più soddisfatto di fronte a una casa meno ordinata, ma a una donna più rilassata.
Purtroppo la voglia di essere perfette entra spesso in gioco anche poco dopo la nascita di un nuovo bimbo e poi ci si ritrova sfatte a chiedersi perché ci si sente così stanche.
Poco dopo la nascita poi, nei Paesi occidentali, ci si ritrova spesso sole in casa senza nessuno con cui parlare o a cui poter confidare i dubbi che ci assalgono. Sentirsi sole è per molte donne una vera tortura che in alcuni casi può portare alla depressione. Se poi la nascita è stata problematica o lo è l'allattamento o il bambino ha dei problemi, la solitudine può rendere difficoltoso anche il rapporto con il bambino. La famosa depressione post-partum ha a che fare con gli ormoni del dopo parto, ma colpisce soprattutto le donne che hanno avuto un parto difficoltoso, un difficile primo attaccamento con il bambino, nessuno da cui sentirsi comprese. A volte non sei sola ma hai intorno varie persone anche se ognuna sa meglio di te cosa fare, il che diventa snervante e irritante, soprattutto quando i rapporti di parentela ti rendono difficile ribellarti.
In questo tipo di situazioni trovare uno sfogo diventa fondamentale, ma anche se sei serena puoi avere bisogno di un po' di tempo da dedicare a te stessa. Puoi sentire il bisogno di stare da sola o di stare con il tuo piccolo e godertelo senza troppe pressioni. Puoi avere bisogno di un momento di intimità con il tuo partner in cui non avere paura di essere interrotti. È chiaro che a seconda delle varie età del bambino, o dei bambini, è più o meno semplice organizzare una serata a lume di candela, ma vale la pena provarci di tanto in tanto perché all'interno di una coppia può diventare un momento importante per sentirsi ancora "amanti".
Uno spazio per te può essere allora:

- permetterti di dormire mentre il bambino dorme, invece di metterti a riordinare la casa;
- farti un bel bagno caldo e profumato mentre il tuo compagno si gode un po' il piccolo, oppure farlo con il bambino se c'è qualcuno che può asciugarlo mentre tu ti godi ancora un po' l'immersione;
- leggere un bel libro mentre allatti;
- goderti il rapporto istintivo con il bambino con rilassatezza senza pensare a tutto quello che gli altri ti dicono, ma sentendoti tu l'esperta della situazione;
- organizzare un incontro galante con il tuo compagno (i nonni, quando ci sono e sono disponibili, sono un grande regalo anche per questo);
- trovare un gruppo di donne con bambini con cui passare del tempo insieme a condividere le proprie esperienze; perfetti i gruppi de La Leche League dove hai il vantaggio di essere sostenuta nell'allattamento;
- dare la possibilità al tuo compagno di accudire il bambino da solo in alcuni momenti della giornata (restando disponibile per l'allattamento); se non si offre spontaneamente esprimi pure il tuo bisogno di stare da sola per un po';
- spendere meno in vestiti per i bambini, magari riciclando quelli delle amiche (sono sempre in ottimo stato) e permetterti qualcuno che dia una pulita alla casa;
- tutto quello che ti venga in mente e che ti faccia sentire bene con te stessa: è il modo migliore per stare bene anche con gli altri e il miglior regalo che puoi fare al tuo bambino.

Ho dato per scontato, lo ammetto, che tu abbia un partner con cui condividere gioie e dolori, eppure ovviamente non sempre è così. Ho conosciuto donne che erano rimaste sole durante la gravidanza: in alcuni casi il compagno era morto, in altri non se la sentiva di affrontare la paternità. Se questo è il tuo caso non devi temere della tua capacità di crescere il bambino da sola anche se tutto può essere più complicato sotto ogni punto di vista. Avere un aiuto pratico può essere fondamentale, ma anche quello emotivo non è mai abbastanza. Per fortuna, in genere, in Italia le relazioni con amici e parenti sono abbastanza strette e consentono di non essere abbandonate a se stesse. Se questa è la tua situazione non esitare a chiedere aiuto.

Il ruolo del padre

Durante la gravidanza e nel primo periodo dopo la nascita il bambino vive quasi in simbiosi con te che sei sua madre. Tu vedi i cambiamenti del tuo corpo, percepisci i movimenti del bambino nell'utero, vivi l'esperienza del parto con la carica ormonale che comporta e che ti mette nella condizione ottimale per accogliere il nuovo nato e per innamorartene. Il tuo compagno potrebbe essersi sentito più distante, in difficoltà di fronte ai cambiamenti fisici e umorali che accompagnano la gravidanza, smarrito di fronte alla fatica e al dolore del parto, incredulo nell'incontrare quello che il vostro amore ha prodotto. L'attaccamento animale tra la madre e il bambino a volte lo fa sentire un estraneo e può insorgere una forma di gelosia nei confronti del nuovo arrivato che gli ha tolto molta parte dell'attenzione che la sua compagna aveva per lui. Anche il contatto fisico e il fare l'amore spesso si riducono di molto: durante la gravidanza potresti non esserti sentita a tuo agio o apprezzata fisicamente, in alcune situazioni può essere necessario diradare i rapporti, potresti avere il timore (infondato) di disturbare il bambino; dopo il parto ci vuole un po' di tempo per la ripresa fisica: il contatto con il bambino è appagante, la fatica tanta e la voglia di fare l'amore cala drasticamente.
Sono sensazioni e situazioni che tanti uomini vivono anche se spesso non hanno nessuno con cui confrontarle o condividerle, ancora meno di noi donne. Tutto e tutti sono concentrati su di te, tu stessa sei concentrata sull'evento che stai vivendo e il rapporto di coppia può soffrirne. Tutti hanno da dire qualcosa a proposito dell'andamento della gravidanza, di dove andare a far nascere il bambino, di come allattarlo e anche lui non sa più a chi dare retta.

In caso di cesareo anche per lui potrebbe essere stato traumatico vivere questa esperienza. Soprattutto se è stato urgente, può aver vissuto sensazioni di angoscia nell'attesa di sapere se tu e il vostro bambino stavate bene. Alcuni uomini vivono con sollievo la notizia del cesareo, soprattutto se hanno visto soffrire la loro compagna, altri la vivono con delusione, magari sapendo quanto era importante il parto per lei.
Per il tuo compagno quello della nascita è comunque un evento che può aiutarlo a recuperare la consapevolezza di qual è il suo ruolo all'interno della coppia.
Diventa un padre.
Quella del padre è una figura che nel corso dei secoli si è andata distinguendo per una sorta di possesso e autoritarismo sulla compagna e sui figli, figura che al momento attuale non ha più diritto, né motivo di essere tale, anche se purtroppo accade ancora in molti contesti.
Con il movimento di liberazione della donna si sono affermati una volta per tutte i diritti delle donne e la parità tra i sessi. Ma parità di diritti non vuol dire essere uguali. La diversità arricchisce e rende complementari. Ed è proprio partendo da questo aspetto che lui può costruire la sua figura di padre.
Ci sono padri che non vedono l'ora di poter dare il biberon ai loro bambini e negli Stati Uniti qualche anno fa qualcuno ha inventato una pettorina con due seni finti con cui un papà poteva far finta di allattare. Sono cose che ci fanno sorridere, ma fanno anche un po' tristezza. Se un uomo sente il bisogno di sostituirsi alla madre forse è un po' confuso rispetto al suo ruolo che è di fondamentale importanza, un ruolo di protezione e di "nutrimento" sia in senso reale che figurato.

- Durante la gravidanza tu hai ha bisogno di sentirti rassicurata sul fatto di essere ancora apprezzata e desiderata nonostante il pancione.
- Durante il travaglio e il parto hai bisogno del suo sostegno pratico e del suo esserci, anche se potrebbe sentirsi impotente di

fronte a una tale forza della natura, anche se solo fuori dalla porta se è quello che tu o lui preferite.

- Durante l'allattamento sia tu che il bambino avete bisogno del suo incoraggiamento e calore, della sicurezza che la sua presenza può darvi.

Il suo è un ruolo fondamentale che ti consente di poter esprimere al meglio le tue capacità di accudimento nei confronti di vostro figlio, perlomeno nel primo periodo dell'esogestazione che è quasi simbiotico. Ci sono molte cose in cui tu sei insostituibile, ma questo non significa che lui non possa aiutarti nella cura del bambino, anzi, soprattutto se hai avuto un taglio cesareo, apprezzi sicuramente di essere alleggerita di alcune incombenze. Sentire che lui ti comprende e che capisce quanto può essere faticoso passare tutto il giorno da sola con un neonato può farti sentire più rilassata rispetto alla gestione della casa, della messa in ordine, della cena che potrebbe non essere pronta. Ricordati che le donne a volte pretendono troppo da loro stesse e potresti non renderti conto di un esaurimento delle forze in arrivo. Il primo periodo a casa con il bambino in particolare può rappresentare un momento fortemente destabilizzante del rapporto di coppia tra voi due e lui potrebbe quasi sentirsi come se tu avessi un altro per quanta dedizione offri al bambino. Il coinvolgimento tra di voi può essere così forte che potresti non renderti conto del suo sentirti estromesso. Comunicare i propri bisogni allora è fondamentale per entrambi.
In seguito arriva il suo momento, quello del suo rapporto autonomo con vostro figlio o figlia, quando il bisogno fisico ed emotivo della madre non è più totalmente indispensabile a una crescita serena. Come esprimono molto bene nel loro articolo le ostetriche Dainelli e Tenducci: "Con il papà l'universo del possibile si allarga, gli schemi di risposta diventano più differenziati e complessi e il bimbo impara a stabilire relazioni di tipo diverso che lo preparano all'impatto con il mondo esterno".
O ancora: "Il neo-padre ha una funzione importante nel moderare la relazione esclusiva madre-bambino. La mamma ha bisogno pro-

gressivamente di accettare l'autonomia del figlio e quindi questa nuova separazione può essere aiutata dall'uomo che riprendendo il suo ruolo di amante-seduttore, renderà più fluide e in continua evoluzione le relazioni familiari".[3]
Ho conosciuto molte coppie che smettevano di fare l'amore già in gravidanza, altre che non riprendevano per molto tempo. A volte sono le donne a non volere: perché non si sentono attraenti, perché hanno paura di far danno al bambino, perché il medico ha detto loro di stare attente a non avere rapporti soprattutto all'inizio e alla fine della gravidanza; altre volte gli uomini non si sentono di avere rapporti perché non riescono a superare la dicotomia tra la donna amante e la donna madre o hanno paura di danneggiare il bambino. Eppure una sessualità piena e condivisa anche in gravidanza ha un'enorme importanza nel nutrire emotivamente il rapporto di coppia che con l'arrivo del bambino può trovarsi in fragile equilibrio. Ci sono donne che in gravidanza vivono la loro sessualità in maniera più libera e senza pudori, uomini che apprezzano ancora di più il corpo pieno e fiorente della loro compagna.
Il sesso non fa male alla gravidanza, anzi. A meno che non vi siano patologie particolari o minaccie di aborto o di parto prematuro, i rapporti sessuali possono essere continuati sempre in gravidanza e riprendere a breve distanza dal parto sia esso naturale o cesareo (20-30 giorni). Come ricorda Verena Schmid: "Il bambino in utero partecipe della sessualità dei suoi genitori, apprende amore e tenerezza, entra in contatto con l'altra metà di sé, la parte maschile".[4]
Quello che a volte succede tra uomo e donna in gravidanza, e di conseguenza anche dopo, è di vivere in maniera talmente diversa l'esperienza della gestazione e della nascita da sentirsi estranei uno all'altra, senza più punti di contatto, rabbiosi per non aver potuto trovare nell'altro la comprensione e l'empatia necessaria in questo momento così particolare. Dalle parole di un padre: "Il rischio che si corre è chiudersi, interrompere la comunicazione, vivere separatamente la propria esperienza interiore di gravidanza".[5]
Quando invece ognuno riesce a vivere con pienezza e chiarezza il

proprio ruolo e ad avere rispetto per quello dell'altro la sintonia tra la madre e il padre è buona e anche il figlio ne risente positivamente.

Note

1. Acanfora M., "La cicatrice del cesareo come possibile campo di disturbo", *D&D* n. 32.
2. Newman J., *Pregiudizi sull'allattamento materno,* 1998.
3. Dainelli S., Tenducci C., "Nascita del pensiero paterno", *D&D* n. 19.
4. Schmid V., "Il nutrimento sessuale in gravidanza", *D&D* n. 19.
5. Raffaelli M., "I nuovi padri alla ricerca di un'identità", *D&D* n. 19.

Capitolo VII
Un'altra possibilità

Si scrive VBAC, si pronuncia "vibec"[1]

Dopo un cesareo, sempre un cesareo?
Questa frase famosa in ostetricia, ma senza punto interrogativo, fu pronunciata molti anni fa, per l'esattezza nel 1916, da un medico statunitense il dottor Cragin.
Di Cragin si ricorda quasi sempre la celeberrima frase, ma egli continuava dicendo anche che si sarebbe dovuto mantenere molto basso il ricorso al TC, da lui considerato "chirurgia ostetrica radicale", e che comunque potevano esservi delle eclatanti eccezioni dato una delle sue stesse assistite ebbe tre parti spontanei dopo un cesareo. Senza dimenticare che all'epoca si praticava un tipo di incisione sull'utero, quella longitudinale, che era gravata da un alto rischio di rottura.
Quello del cesareo dopo cesareo è un assioma che da molta parte della classe medica viene portato avanti con molta convinzione, talmente tanta da arrivare a impedire una corretta informazione alle donne.
Purtroppo in questi anni ho incontrato moltissime donne già cesarizzate alle quali era stato negato il diritto di scelta.
Alcune si informano in modo alternativo, spesso tramite internet, ma come puoi immaginare non è da tutte mettere in dubbio quello che dice il medico, o avere la base culturale per poter approfondire le ricerche.
La maggior parte delle donne viene tuttora liquidata sull'argomento con frasi del tipo: "È troppo rischioso tentare di partorire,

l'utero potrebbe rompersi e ciò potrebbe danneggiare te e il bambino". Ma quasi mai si aggiunge che questa è un evenienza molto rara, nell'ordine di 3-4 casi su mille. Inoltre, praticamente a nessuna vengono illustrati i rischi di un taglio cesareo ripetuto, per esempio una mortalità materna di circa 4 volte superiore rispetto al parto per via vaginale.

Così molte arrivano a fare un altro cesareo senza neanche immaginare che ci possa essere un'alternativa. Probabilmente alcune sceglierebbero di ripetere comunque l'intervento, ma a molte donne viene negato il diritto a una libera scelta su un argomento fondamentale per la loro salute e quella del loro bambino.

Dare un'informazione completamente obiettiva è estremamente difficile e mi è chiaro che anche in questo scritto non sarà possibile. La mia posizione è evidentemente a favore del parto per via vaginale qualora la situazione lo permetta, ma farò di tutto per offrirti un quadro onesto e basato su studi scientifici riguardo a questo argomento.

Nel parlare di taglio cesareo ripetuto confrontato con il parto per via vaginale dopo taglio cesareo, bisognerebbe elencare tutti i rischi a cui si può andare incontro. Purtroppo la lista è lunga sia in un caso (il TC) che nell'altro (il VBAC), anche se nella maggior parte dei casi si tratta di evenienze rare. A volte mi chiedo se sia giusto elencare a una donna tutte le gravi conseguenze di un'eventuale complicazione. Credo che sia più un problema di accettazione del rischio a livello sociale. Per esempio: tutti i giorni quando ci mettiamo alla guida corriamo un certo rischio di incorrere in un grave incidente eppure al momento di prendere la patente non ci viene sottoposta una lista completa di tutte le possibili infermità che ne possono derivare a noi e ai nostri cari. Forse farlo risolverebbe i problemi del traffico perché pochi se la sentirebbero allora di guidare!

Eppure, anche se in realtà sappiamo che gli incidenti alla guida sono frequenti e spesso gravi, a livello sociale è uno scotto che siamo pronti a pagare pur di avere maggiore libertà di movimento. L'accettazione sociale dell'evento "incidente d'auto" è notevolmente maggiore di quella dell'evento "complicazioni durante la nascita".

Purtroppo la medicina non è una scienza esatta, in medicina 2+2 non fa necessariamente 4, le variabili in campo sono troppe e quindi fare una consulenza, cioè offrire informazione e sostegno affinché l'assistita possa fare la scelta migliore per sé, è molto difficile.

C'è chi pensa che alle donne non dovrebbe essere riservata la scelta né in un senso né in un altro, ma fornita una consulenza professionalmente corretta per valutare nel singolo caso come sia meglio procedere. Da un certo punto di vista sarebbe corretto visto che il taglio cesareo è un vero e proprio intervento, che viene offerto in maniera attiva, e che gli interventi andrebbero riservati ai casi di effettiva necessità. Se non vi sono controindicazioni importanti bisognerebbe lasciare che una donna già cesarizzata si metta in travaglio da sola per intervenire solo nel caso in cui si evidenzi una possibile complicazione. Del resto quello che succede molto spesso attualmente è che alle donne non viene comunque consentita una scelta dal momento che viene offerta un'informazione frammentaria e a volte addirittura "terroristica": ho assistito più volte a scene in cui alla donna che chiedeva di poter partorire dopo un TC è stato risposto: "Non si può fare!".

Cosa può succederti?

La controversia sul parto spontaneo dopo taglio cesareo nasce fondamentalmente dall'assunto che la cicatrice sull'utero può portare a un rischio lievemente superiore di rottura dell'utero (sigla RU) sia in gravidanza che durante il travaglio e il parto, rispetto all'utero sano. Infatti, la presenza di una cicatrice su un organo come l'utero, che durante la gravidanza e soprattutto durante il travaglio è sottoposto a sollecitazioni intense, lo renderebbe più facilmente soggetto, rispetto a un utero completamente integro, ad andare incontro a deiscenza[2] della cicatrice o addirittura a rottura. Per fortuna l'"incisione trasversa sul segmento inferiore" quella praticata

ormai nella quasi totalità dei tagli cesarei, è gravata da una bassissima incidenza di rottura o cedimento in quanto la cicatrice si colloca sulla parte dell'utero meno contrattile (il segmento "passivo") e pertanto meno esposta a sollecitazioni durante il travaglio e il parto. Secondo i dati di letteratura medica possiamo parlare di un'incidenza di rottura di circa lo 0,3-0,4%. Questo significa che su 200 donne che cominciano un travaglio dopo cesareo una potrebbe incorrere in una rottura o deiscenza della cicatrice uterina. La maggior parte degli studi non ha potuto discernere quale fosse esattamente la quota di incidenza di rottura dell'utero e quale quella di una semplice deiscenza non complicata.
Le conseguenze di una rottura dell'utero variano molto in caso si tratti di una deiscenza o di una rottura franca. Se si trattasse di una deiscenza come avviene nella maggior parte dei casi la conseguenza sarebbe probabilmente di essere sottoposta a un TC urgente. Se si trattasse di una vera e propria rottura le conseguenze potrebbero essere più gravi e andare da un cesareo normale a quello con isterectomia (asportazione dell'utero), fino alla necessità di trasfusioni e di ricovero in terapia intensiva. Per il bambino le conseguenze più gravi, asfissia o morte, si possono evitare a patto che un TC venga praticato entro 15 minuti dalla rottura dell'utero[3]. Alcuni studi recenti evidenziano una maggiore mortalità perinatale durante il travaglio di prova che non con un TC ripetuto, si tratta comunque di un'incidenza molto bassa, meno dell'1%.
Un elemento importante da considerare è che tutti gli studi, anche quelli più seri, sono gravati da un errore di fondo ineludibile e cioè quello di essere stati condotti in contesti spesso fortemente medicalizzati con un alto livello di iatrogenia. Per esempio, per quanto riguarda gli studi riguardanti il VBAC molti sono stati condotti negli Stati Uniti dove viene comunemente usata l'ossitocina per indurre il parto anche nelle donne con un precedente TC. Si è presto capito che l'ossitocina, come del resto il gel alle prostaglandine, aumenta notevolmente la possibilità di una rottura dell'utero, quasi di 15 volte, eppure gli studi non differenziano tra le rotture d'utero avvenute in seguito all'uso di ossitocina e

quelle accadute in un contesto di rispetto della fisiologia. Ciò significa che le statistiche sono in parte falsate dalla medicalizzazione che, soprattutto nelle donne già cesarizzate, prende il sopravvento. Il già basso rischio di rottura d'utero evidenziato dagli studi diminuisce notevolmente nei casi di sostegno alla fisiologia piuttosto che di un suo disturbo più o meno accentuato. Le linee guida di recente pubblicate dall'Agenzia di Sanità Pubblica del Lazio evidenziano come **l'incidenza di rottura d'utero nella donna che ha già subito un cesareo** con incisione traversa sul segmento uterino inferiore sia dello 0,2%-1,5% e quindi **comparabile al rischio di rottura d'utero su utero integro.**
Sentir parlare di morte del bambino e di rianimazione per la madre di solito scoraggia quasi tutte, ma il fatto è che per parlare di informazione corretta bisogna offrire dei dati di confronto su cui basare la scelta: in questi anni ho incontrato moltissime donne convinte o costrette a ripetere un TC, che non avevano mai sentito parlare dei rischi a esso collegati. Dico costrette perché lasciate senza possibilità di scelta: ho assistito personalmente a molti episodi del genere quando a donne già cesarizzate arrivate in ospedale in travaglio è stato letteralmente impedito di partorire anche se le condizioni erano favorevoli.
Se comparato con il TC ripetuto elettivo[4], il VBAC offre vantaggi statisticamente significativi per la salute della madre: le donne che partoriscono con taglio cesareo hanno un rischio maggiore di mortalità (da 2 a 10 volte di più, a seconda degli studi) dovuta a complicanze anestesiologiche, emorragia, embolia polmonare e un tasso maggiore di morbilità nel post-partum (maggior incidenza di tromboflebiti, necessità di trasfusioni, infezioni, possibili danni a organi vitali quali la vescica); per ogni cesareo in più aumenta il rischio di dover togliere l'utero e di gravi sanguinamenti mentre negli ultimi 30 anni non sono riportate in letteratura morti materne correlate al VBAC (11.000 casi circa), la ripresa fisica e la degenza sono più brevi, il "bonding" tra madre e neonato più immediato. Un altro problema correlato al TC in generale, e quindi a ogni cesareo a cui si va incontro, è quello di complicazio-

ni possibili nelle successive gravidanze. A ogni cesareo in più, per esempio, aumenta il rischio di avere una successiva gravidanza gravata da placenta previa[5], o di avere complicazioni durante l'intervento, oltre alla possibilità di un decremento della fertilità e un aumento di incidenza di gravidanza extrauterina.

Molte donne rinunciano all'idea del VBAC perché viene loro detto che oltre al rischio, non quantificato, della rottura dell'utero sarà molto probabile che debbano comunque rifare il TC magari dopo aver sofferto un lungo travaglio. In molti studi si è visto che solo il 25% delle donne che affronta un travaglio di prova ripete il TC, quindi meno che la nostra media nazionale per donne con qualunque tipo di storia ostetrica! Delle donne che scelgono di provare, 3 su 4 ce la fanno senza problemi e riguardo a quelle a cui viene praticato di nuovo il TC si tratta in genere di complicazioni legate al travaglio in cui può incorrere qualunque donna anche a basso rischio.

Si è notato che la possibilità di una rottura dell'utero diminuisce con il passare del tempo tra il cesareo e la successiva gravidanza: sembra che sotto i 12 mesi questa sia del 4,8% per poi scendere progressivamente al 2,7% tra i 13 e i 24 mesi, allo 0,9% tra 25 e 36 mesi e allo 0,2% dopo 36 mesi. In ogni caso è consigliabile attendere un certo periodo di tempo tra due gravidanze, un paio di anni almeno quando possibile, per consentirti di riprenderti completamente e di allattare a lungo, oltre che di avere un bambino già più autonomo da gestire.

Avrai notato che i numeri dei vari studi che ho citato non sono tutti corrispondenti; ciò nasce dal fatto che gli studi sull'argomenti sono stati condotti in ambienti diversi tra di loro e che non è possibile, in questo caso, fare degli studi ad hoc, ma soltanto delle revisioni sui casi clinici.

In molte linee guida si raccomanda che il VBAC avvenga solo in centri di III livello in cui sia possibile usufruire prontamente del personale per un TC urgente, di un centro trasfusionale, di rianimazione neonatale e materna. Ma dal momento che la possibilità di una rottura d'utero è un'evenienza rara equiparabile per frequen-

za ad altre complicazioni ostetriche gravi e non prevedibili (come il prolasso di funicolo e il distacco di placenta) in teoria il discorso dovrebbe valere per ogni donna che affronta un travaglio.
In Italia attualmente si scoraggia il parto a domicilio, molte donne non conoscono nemmeno questa possibilità, perché ritenuto "troppo pericoloso", ma allo stesso tempo si incoraggiano le donne a partorire in strutture dove spesso vengono sottoposte a interventi di routine che tendono a disturbare l'andamento del travaglio quando non a complicarlo e dove non sempre si offre la possibilità di un intervento talmente rapido da poter porre rimedio a eventuali urgenze che si dovessero presentare. Il travaglio assistito a domicilio per la donna a basso rischio permette al parto di svolgersi nel migliore dei modi e di limitare al massimo la necessità di un intervento in urgenza. Devi anche sapere che certamente a domicilio non si può effettuare un cesareo, ma si possono usare i farmaci dell'urgenza, effettuare le prime manovre rianimatorie per il neonato che ne avesse bisogno, effettuare un trasferimento in ospedale qualora se ne ravvisi la necessità. Da ricordare che la stragrande maggioranza delle rotture d'utero complicate avviene per l'uso indiscriminato dell'ossitocina sintetica e di manovre inopportune come la Kristeller.
Per riepilogare:
- il VBAC offre dei vantaggi riconosciuti sia per la madre che per il bambino;
- il TC ripetuto comporta una maggiore morbilità e mortalità materna;
- il travaglio dopo cesareo che non si conclude con un parto vaginale può essere associato a complicanze materne e neonatali importanti;
- in 7-8 casi su dieci il travaglio dopo cesareo porta a un parto senza complicazioni.

Perché tanti ostacoli al VBAC?

Molte donne vengono scoraggiate perché viene detto loro che il motivo del primo cesareo in qualche modo si ripercuoterà su un eventuale travaglio di prova. A volte può succedere che una patologia preesistente si riproponga anche nella gravidanza successiva, o che il motivo del primo cesareo sia ancora valido, ma di solito le situazioni cambiano e la motivazione del primo cesareo non si ripropone più.

Per esempio, in genere a una donna che ha fatto un cesareo perché non si dilatava il collo dell'utero viene detto che il suo collo dell'utero non si dilaterà mai... questa complicazione chiamata in ostetricia "distocia cervicale" o "distocia dinamica" può essere reale in donne che hanno avuto operazioni sul collo dell'utero, ma molto più spesso è secondaria a una mal posizione della testa del bambino, a interventi medici (ad esempio una stimolazione inopportuna), a volte a un'atmosfera ostile o poco intima, tutte situazioni che si spera non si ripetano in un travaglio successivo.

Potresti aver fatto il TC perché il bambino non riusciva a incanalarsi con la testa, potrebbero averti detto che il tuo bacino è troppo piccolo per partorire, eppure ci sono molti casi di donne che sono state cesarizzate perché il bambino non riusciva a passare e in seguito ne hanno partorito uno ancora più grande! Purtroppo a volte succede che il bambino non riesca a trovare la posizione più giusta per passare attraverso il canale del parto e più grande è più è difficile per lui trovare un'alternativa. Oppure può essere successo che il bambino abbia cominciato a dare segni di sofferenza per cui si è reso necessario il TC. Oppure non si ha avuto la pazienza di aspettare, cosa che succede piuttosto spesso. Cambiare posizione durante il travaglio oppure mettersi a carponi (a quattro zampe) è un buon modo per aiutare il bambino a trovare la strada migliore.

Se il cesareo è stato giustificato da una sofferenza fetale improvvisa è improbabile che questa si ripresenti, se il precedente bambino era in posizione podalica questo probabilmente non lo sarà.

Scoraggiarti dal tentare un VBAC con lo spauracchio dell'accaduto nell'esperienza precedente non è corretto anche se è giusto prendere in considerazione cosa si può fare per evitare che alcune situazioni si ripropongano.

Controindicazioni al VBAC

L'unica vera **controindicazione** al VBAC è se durante il precedente cesareo è stata praticata **l'incisione uterina longitudinale**, oramai molto rara, perché in questo caso il rischio di RU aumenta di almeno 4 volte con esiti spesso gravi.
L'aver fatto già due cesarei o più non è di per sé una controindicazione a effettuare un VBAC.
L'avere una gravidanza gemellare o un bambino grosso non sono da sole indicazioni a effettuare un TC ripetuto.
Devi sapere che l'induzione del travaglio comporta un rischio aumentato di 15 volte di rottura d'utero.
Detto questo non vi sono controindicazioni particolari, a prescindere dal motivo che ti ha portato a fare il primo TC, a meno che vi fosse una condizione medica indiscutibile tuttora presente. Per esempio chi ha dovuto ricorrere al TC per placenta previa dovrà ricorrere nuovamente all'operazione se la condizione di una placenta di fronte alla bocca dell'utero dovesse ripresentarsi.
Non necessariamente le condizioni che hanno portato al primo TC si ripresenteranno.
Non sempre il primo TC è stato effettuato per motivi essenziali o era indispensabile.
L'aver fatto un cesareo con un'incisione trasversale bassa sul segmento inferiore dell'utero non è quindi un'indicazione medica sufficiente per doverne praticare un altro.

Nel 2000 ho fatto una piccola ricerca (70 donne coinvolte) per la mia tesi sulla scelta delle donne tra parto vaginale e taglio cesareo ripetuto e ho potuto constatare che nella maggior parte dei casi la scelta era orientata dall'informazione ricevuta, ma molto anche dalla motivazione della donna in questione verso il parto "naturale". Il 50% circa delle donne nel gruppo che aveva scelto di ripetere il TC ha risposto che aveva scelto un TC perché consigliata dal ginecologo, e che la sua scelta era stata influenzata soprattutto dal parere del ginecologo.

Nel gruppo delle donne che avevano scelto di tentare il travaglio era preponderante (75% circa) l'esigenza di poter vivere l'esperienza del parto, e il fattore singolo che aveva influito di più sulla scelta delle donne era stato la propria volontà (60% circa).

Ho chiesto alle donne del gruppo TC di fare un commento, te ne cito alcuni:
- "Mi è piaciuto, questa volta".
- "È meglio il parto spontaneo, sia come evento psichico che per la ripresa fisica. Indubbiamente il parto spontaneo è stata un'esperienza migliore... ".
- "Come esperienza è stata positiva anche se non sono d'accordo su delle decisioni, a proposito del TC, influenzate dal mio dottore. Nel complesso il tutto ne vale la pena perché la vita data a un bambino è la cosa più bella che c'è".
- "Per me è stato ottimale".
- "Mi sento che sia stato un po' imposto. Non mi aspettavo che andasse così".
- "È mancata un po' di informazione".
- "Il cesareo, da quando esiste l'epidurale, è una gran cosa. L'informazione sul taglio cesareo è minima e dovrebbe essere data prima".
- "Avrei voluto più informazioni ma non è detto che avrei scelto il parto naturale".
- "Mi ha spaventato il fatto che probabilmente (*NdA* - se avesse dovuto rifare il TC in urgenza) non avrei potuto usufruire dell'epidurale. Troppa incertezza, ho preferito prendere la strada più corta".
- "È molto meglio il parto naturale, una è sempre padrona di se stessa".
- "È meglio il parto naturale".

Come puoi leggere da questo piccolo gruppo esce fuori una varietà di sensazioni: c'è quella che predilige il TC e quella che sente rammarico per non aver potuto partorire, molte lamentano

la carenza di informazioni.
In generale in questi anni ho notato che:
- chi ha vissuto con rammarico il non poter partorire per via vaginale si sente più portata ad accogliere l'idea di un successivo parto spontaneo e a essere contraria alla ripetizione del cesareo;
- chi aveva avuto paura del parto già la prima volta sarà invece sollevata nel sentirsi riproporre l'esperienza dell'operazione;
- chi ha avuto una brutta esperienza con il travaglio finito a cesareo raramente vuole sentirsi proporre di ritentare;
- chi ha avuto una brutta esperienza con il cesareo o con il post-operatorio sarebbe contenta di provare un'altra strada.

Ho notato che il vissuto personale spesso ha più importanza nella scelta delle considerazioni di ordine sanitario, ma allo stesso tempo credo che sia fondamentale offrire un'informazione più completa possibile perché molti pregiudizi sono duri a morire. Per esempio il vero "terrore" del parto che molte donne provano. Attualmente, il primo pensiero che molte donne hanno se pensano al momento del parto è il dolore che proveranno. D'altronde in un contesto che sempre meno accetta il dolore ed esalta le pratiche per attutirlo, una donna che vuole lasciare lo spazio al suo corpo di funzionare a suo modo e di "sentire" la nascita in tutti i suoi aspetti, quelli dolorosi e quelli esaltanti, viene considerata una "strana" e chi non ama lo slogan "epidurale a tutte" una fanatica.
Voglio citare una bella frase di Adrienne Rich tratta dal suo libro "Nato di donna"[6]: "Una donna che si prepari ad attraversare a nuoto la Manica, o a scalare montagne, sa che il suo corpo sarà sottoposto a uno sforzo, il suo coraggio sarà messo alla prova, e la sua vita potrà anche essere in pericolo; ma nonostante questo sforzo coinvolga cuore, polmoni, coordinazione muscolare, sistema nervoso, il suo pensiero dominante non è l'eventuale dolore ma la riuscita. La maggior parte delle donne, indipendentemente dalla loro cultura, affrontano il parto come un evento pieno di significati e molto personale: misterioso, talvolta contaminato, spesso

magico, una ruota della tortura o una 'esperienza suprema'. Raramente è stato visto come un modo di conoscere e accettare i nostri corpi, di scoprire le nostre risorse fisiche e psichiche".

Potresti avere paura dell'esperienza travaglio-parto perché hai sentito brutte storie in proposito o perché non hai ben chiaro cosa significa in realtà. A volte la nostra immaginazione unita a notizie poco chiare può farci pensare che esista solo una modalità di affrontare la nascita, cioè quella ospedaliera medicalizzata. Per esempio, una donna mi ha detto di preferire fare il cesareo perché: "Tanto il ginecologo ha detto che mi taglia lo stesso sotto". A molte donne viene detto che l'episiotomia (vedi *Glossario*) è un passo fondamentale della nascita e che la loro vagina non sarà comunque in grado di lasciar passare il bambino senza questo taglio che spesso viene praticato di routine cioè senza reale indicazione ma perché si fa e basta. Scrive giustamente Ina May Gaskin[7] che per gli uomini è più che normale pensare che il loro pene possa ingrandirsi notevolmente; se questa idea venisse tramandata anche alle donne a proposito delle loro vagine il problema delle lacerazioni durante il parto probabilmente non si porrebbe affatto.

Devi sapere che aver già fatto un cesareo non significa affatto dover nuovamente partorire in modo medicalizzato, anzi rispettare l'andamento naturale del travaglio è la garanzia migliore perché tutto vada bene.

Quelli che seguono sono i commenti di alcune donne del gruppo VBAC che sono riuscite a partorire:

- "È stata un'esperienza unica e travolgente, vivere la 'nascita' del proprio figlio matura la donna in madre perché nasce interiormente una volontà profonda, la volontà della vita che viene indipendentemente e si stabilisce. Questo è capitato a me, ma non credo di essere una 'graziata', credo che ogni donna abbia il dovere verso se stessa di essere determinata nel suo credo".
- "Sono orgogliosa della mia scelta".
- "Il parto naturale è molto, interamente, coinvolgente e totalizzante. Al contrario di quanto mi aspettassi la fase espulsiva è stata la più semplice e meno dolorosa".

- "È stata un'esperienza sicuramente dura da affrontare (forse più di quel che mi aspettassi), ma mi sento molto orgogliosa e soddisfatta di averlo fatto".
- "Poter vivere naturalmente il parto è una grande occasione per capire di più della propria vita e di quella dei propri figli, per imparare a prendersi le proprie responsabilità e a non delegare".
- "È stato mille volte meglio del TC".
- "Assolutamente positiva, con il cesareo non c'è confronto".
- "Lo consiglierei a tutti perché è un'esperienza troppo bella. Pari i dolori, ma ci si rimette prima".
- "Ero molto combattuta, mi preoccupava il rischio. Mi dicevano è passato troppo poco tempo, chi te lo fa fare di rischiare. La mancanza di informazioni gioca un ruolo altissimo sulle decisioni, tutto si basa poi sul rapporto di fiducia con il medico, e si rischia di perdere delle grosse opportunità, si rischia di fermarsi al sentito dire".
- "Un'esperienza veramente forte e bella, la desideravo tantissimo e si è realizzata nel migliore dei modi, grazie a Dio che ha esaudito questo mio grande desiderio, facendomi incontrare e seguire da un bravissimo medico e facendo andare tutto nel migliore dei modi".
- "L'esperienza del parto naturale è un'esperienza che come donna mi ha dato la vita. Dare la vita in questo modo mi ha fatto sentire più vitale".

Note

1. Sta per: Vaginal Birth After Cesarean - parto vaginale dopo cesareo.
2. Per deiscenza si intende una sorta di "smagliatura" del tessuto che può anche passare inosservata e non portare a conseguenze.
3. Esistono altre gravi emergenze in ostetricia che non sono prevedibili e hanno un'incidenza paragonabile se non superiore a quella della rottura d'utero, per cui in ogni Sala Parto che si rispetti dovrebbe essere possibile effettuare un TC in quel lasso di tempo.
4. Un taglio cesareo la cui data è programmata in anticipo oppure che viene previsto in ogni caso perché si pensa che il travaglio possa essere pericoloso per la madre o il bambino.

5. La placenta si posiziona di fronte alla bocca dell'utero, ciò provoca sanguinamenti improvvisi.
6. Rich A., *Nato di donna*, pag.233.
7. Gaskin I.M., *La gioia del parto*, Bonomi, 2003.

Capitolo VIII
Prepararti al VBAC

La scelta

Ora sai che è possibile per te poter tentare un parto spontaneo con la prossima gravidanza... spero che questo ti faccia sentire entusiasta o quanto meno più tranquilla sulla tua possibilità di scegliere.
Mi rendo conto che l'aver letto di tutte le possibili complicanze associate al TC ripetuto e al VBAC possa averti spaventata, ma purtroppo non esistono nella vita situazioni esenti da rischi e la scelta deve essere per forza di cose soggettiva e personale.
Mi auguro solo di essere riuscita a essere chiara e il più possibile completa nell'informazione che ti ho offerta.
Sono sicura che senti qual è la scelta giusta per te e per il tuo bambino; infatti in una situazione come questa in cui le prove di efficacia non sono completamente univoche, sei l'unica che può decidere cosa è meglio fare.
Per quanto è possibile dovresti cercare di non farti influenzare nella scelta perché a farne le spese saresti soprattutto tu.
Il sostegno del compagno è certamente essenziale perché essere in dissenso su scelte così importanti può creare dissapori e anche perché se sceglierai il VBAC troverai probabilmente molte resistenze da parte dei sanitari, di chi ti sta intorno e, a volte, anche di emeriti sconosciuti.
Ovviamente, mi auguro che dopo aver letto il precedente capitolo tu voglia darti la possibilità di partorire spontaneamente questa volta.
In ogni caso ti invito a leggere altro sull'argomento e a sentire il

parere di qualche specialista che se ne intenda. La pluralità delle fonti è molto importante, non dovrebbe bastare che qualcuno ti dica: "Non si può fare", per fermarti. Come d'altro canto non può bastare che qualcuno ti dica: "Lo devi assolutamente fare" per farti decidere di affrontare un percorso che non ti fa sentire sicura. L'unica che sa quello che è realmente meglio per te e il tuo bambino sei tu. Ascoltati e troverai la risposta...

Ho conosciuto molte donne, purtroppo con il cesareo già programmato, che mi hanno detto: "Che peccato, se l'avessi saputo prima!". A molte di loro era stato detto che fare un VBAC era impossibile, ad altre che era troppo rischioso, senza però quantificare questo rischio. Una mi ha detto: "Ho supplicato il medico di non rifarmi il cesareo ma mi ha detto che era impossibile!". Ne ho conosciute pochissime a cui erano stati descritti i rischi legati a un ripetuto taglio cesareo. Purtroppo l'informazione da parte dei medici è spesso carente e questo è più grave di quanto si pensi. Saper fornire informazioni corrette e in forma accessibile all'assistita fa parte integrante della professionalità del medico, non si tratta di un semplice accessorio. Ci sono medici che hanno fatto dell'informazione corretta il loro cavallo di battaglia, cercando di divulgare tra i loro colleghi la consapevolezza di quanto sia importante basarsi sulle evidenze di letteratura. Ma in Italia la media dei medici è ancora lontana dall'aver compreso l'importanza di una scelta informata condivisa con l'assistito/a.

A questo punto dovresti avere un primo bagaglio di informazioni che ti può aiutare nella scelta. È una scelta quella che fai ora che può essere rivista fina all'ultimo momento: sei hai scelto di tentare il VBAC può succedere che durante la gravidanza cambino le condizioni e che sia più indicato il taglio cesareo, ma può anche succedere che la scelta del taglio cesareo ripetuto si tramuti all'ultimo momento in quella per un VBAC.

L'assistenza in gravidanza

Scegliere la persona giusta che ti assista in questa gravidanza è fondamentale. Una persona che puoi scegliere ancora prima di essere incinta. Mi è già successo più volte di incontrare donne che hanno voluto conoscermi ancora prima di essere incinte perché volevano essere rassicurate sulla possibilità di avere qualcuno che le avrebbe sostenute nella scelta di un VBAC.

La gravidanza fisiologica può e dovrebbe essere seguita dall'ostetrica. Al momento attuale in Italia è raro che questo succeda, sia perché le donne non sono a conoscenza di questo aspetto della professione dell'ostetrica, sia perché il Servizio Sanitario Nazionale non prevede quasi mai la possibilità di essere seguite da un'ostetrica se non privatamente.

Eppure l'OMS ha dichiarato più volte che per le donne sane le gravidanze, le nascite e i puerperi seguiti dalle ostetriche sono più sereni e sicuri, e in molti Paesi europei infatti le donne in gravidanza sono seguite dalle ostetriche sia privatamente che nel pubblico. Nel caso di gravidanze a basso rischio si è notato che il tasso di tagli cesarei diminuisce molto se a seguire la gravidanza e il parto è l'ostetrica piuttosto che lo specialista.

Oggi tendiamo a pensare che più alto è il livello dell'assistenza prestata e più tecnologia si usa, specialmente in campo medico, maggiore sarà la sicurezza che tutto vada bene e migliore sarà il risultato.

In ostetricia, cioè la branca della medicina che si occupa della maternità, questo non è necessariamente vero, tranne che in casi particolari; anzi, spesso è vero il contrario.

Esistono molti studi che confermano come per la donna sana che porta avanti una gravidanza sana, il livello migliore di assistenza sia quello fornito dalle ostetriche che usano poca tecnologia e molto sostegno emotivo.

Ma quale è la differenza tra ginecologo e ostetrica?

Il ginecologo è un medico e in quanto tale si occupa di riconoscere e curare le patologie (cioè le malattie), l'ostetrica ha una formazione diversa con una base di infermieristica per poter offrire assistenza di base e di pronto soccorso, di studio delle patologie per poterle riconoscere, ma di specializzazione sulla fisiologia (cioè sul

funzionamento del corpo sano) della donna nell'età riproduttiva.
L'ostetrica dovrebbe quindi avere un'ottica che privilegi il mantenimento dello stato di salute e la prevenzione. Purtroppo oggi, in Italia, anche molte ostetriche hanno perso la fiducia nelle capacità del corpo della donna di portare avanti bene una gravidanza e di partorire naturalmente. Eppure il problema, in ostetricia, nasce dal fatto che ogni atto medico non necessario si tramuta in una possibile interferenza che può creare danni invece di risolverli. Il tuo corpo funziona così bene che se "curato" quando non necessario (specialmente in gravidanza e durante il travaglio) si può "inceppare" nel suo meccanismo.
Il fatto che tu abbia fatto un cesareo con la nascita precedente non esclude il fatto che un'altra possa essere una gravidanza fisiologica, specialmente se l'altra volta non avevi patologie particolari.
Questo significa che se lo vuoi puoi cercare un'ostetrica che si prenda cura di te.
Probabilmente tutto andrà bene, ma se non dovesse la tua ostetrica è in grado di accorgersene e di attivare un'assistenza di II livello come è quella dello specialista.
Se necessario puoi continuare a essere seguita dallo specialista insieme all'ostetrica che rimane comunque un tuo punto di riferimento e di sostegno, altrimenti se tutto si risolve puoi continuare a essere seguita solo da lei.
Le linee guida del NICE, che ho citato già più volte, suggeriscono che a una donna che ha una cicatrice sull'utero venga offerta un'assistenza supplementare rispetto a quella consigliata per la donna sana, ma non specificano cosa si intenda per assistenza supplementare rispetto a quella di base fornita dall'ostetrica.
Cioè non specificano se intendono qualche controllo in più o che la gravidanza venga direttamente seguita dallo specialista.
Forse allora ti chiedi: "Perché non farsi seguire direttamente dallo specialista?".
- Perché la gravidanza non è una malattia[1], anche se hai fatto uno o più TC.
- Perché l'ostetrica è comunque in grado di fornirti un'assistenza

qualificata e di riconoscere eventuali problemi.
- Perché l'ostetrica può fornirti quell'appoggio morale e quell'ascolto che nella tua situazione sono più importanti di tante prescrizioni specialistiche.

In ogni caso, in gravidanza le cose veramente utili da fare sono poche, ma vanno considerate attentamente a ogni incontro con la persona che si prende cura di te:
- esami ematochimici diversi a seconda dello stadio di gravidanza;
- esame delle urine;
- misura della pressione arteriosa (a ogni visita!);
- misurazione della distanza sinfisi-fondo (in pratica si misura la pancia) dalla 18ª settimana di gravidanza (si fa con un normale metro da sarta e ci dice se il bambino sta crescendo regolarmente);
- palpazione addominale, a partire dal terzo trimestre ci permette di sapere come sta crescendo il bambino e come si posiziona, oltre a permettere di fare una stima approssimativa del peso del bambino nei giorni che precedono la nascita;
- ecografie mirate alla risposta di alcuni quesiti;
- consulenza sulla diagnosi prenatale (cosa significa, cosa comporta, eventuale utilità nel tuo caso);
- eventuali consulenze specialistiche in caso di dubbi diagnostici o dell'insorgenza di patologie;
- eventuale esplorazione vaginale (non è affatto necessario farla a ogni visita a meno che non ci sia un dubbio specifico);
- ascolto! (bisogna che ci sia il tempo di essere ascoltate e di risolvere eventuali dubbi e domande);
- condivisione delle scelte terapeutiche.

In generale in Italia si tende a far fare alle donne molti più esami del necessario. Anche in questo caso gran parte di questo atteggiamento è dettato dalla paura. La paura che se si omette di fare qualche esame, anche il più inutile e dispendioso, si venga poi denunciati per scarsa assistenza in caso subentri qualche problema.

Prendiamo le ecografie, per esempio: quelle che possono offrire qualche informazione utile solo durante una gravidanza fisiologica sono due.
Una può essere fatta all'inizio della gravidanza; in genere entro la 12ª settimana, ma possibilmente non prima dell'8ª a meno che non vi siano segnali di rischio o dolori particolari[2]:
- consente di offrire una datazione più precisa ed evitare induzioni non realmente necessarie, utile più che altro per coloro che non hanno un ciclo regolare;
- permette di sapere quanti sono gli embrioni;
- rassicura sul fatto che la gravidanza si è impiantata nell'utero; utile in caso di: forti dolori al fianco, familiarità con o precedenti gravidanze extrauterine.

Nel caso si voglia fare il bi-test, esame di diagnosi prenatale, viene fatta un'altra ecografia intorno alla 14ª settimana che viene chiamata "traslucenza nucale". Sempre in termini di diagnosi prenatale si colloca l'amniocentesi che in Italia viene offerta gratuitamente alle donne dai 35 anni in su. È un esame invasivo che porta con sé un rischio di aborto in circa l'1% dei casi. Prima di eseguirlo è bene farsi fare una consulenza accurata dei rischi e dei benefici e prendere in considerazione cosa fare nel caso in cui venga diagnosticata una malformazione.
Un'altra ecografia, che in Italia si tende a eseguire di routine, si può fare tra la 19ª e la 22ª settimana di gestazione e viene chiamata "morfologica", si tratta di un esame di diagnosi prenatale:
- serve a osservare il feto in tutte le sue parti anatomiche;
- può essere utile anche nel caso non si sia interessati alla diagnosi prenatale poiché consente di individuare i feti affetti da alcune patologie (ad esempio cardiache) e di poter scegliere il luogo più conveniente per farli nascere e per poter offrire loro l'assistenza più adeguata;
- il fatto di aver eseguito una morfologica risultata nella norma non significa aver escluso con certezza che il bambino possa avere dei problemi, ma allo stesso tempo il fatto che venga dia-

gnosticato un problema non sempre significa che sia reale.

Può essere utile fare un'altra ecografia vicino il termine di gravidanza quando:
- c'è un sospetto che il bambino non cresca a sufficienza;
- c'è un dubbio sulla presentazione del bambino.

Nel caso che la gravidanza si prolunghi oltre le 41 settimane può essere indicato fare un controllo ecografico della quantità di liquido amniotico e dello stato della placenta.
L'ecografia può essere usata ovviamente in tanti altri casi qualora se ne presenti la necessità, ma l'uso di routine andrebbe limitato come ribadito da diversi studi e linee guida.
Il problema è dato dal fatto che per molte donne il modo in cui viene condotto l'esame ecografico è fonte di disagio e stress, inoltre ingenera la falsa sicurezza che "avendo fatto tutti quei controlli tutto andrà sicuramente bene". Anche con l'ecografia, soprattutto se effettuata da personale non esperto, si possono avere dei falsi positivi che accrescono ancora di più l'ansia materna riguardo alla salute del bambino.
Gli studi più recenti sembrano tranquillizzanti riguardo all'impatto dell'uso degli ultrasuoni (ecografia) sulla salute dei bambini esposti in utero, ma tutti mettono comunque in guardia contro l'uso eccessivo degli stessi, soprattutto in epoca precoce. Eppure in Italia attualmente se ne fanno molte di più di quanto raccomandato, basti pensare che nel 2000 l'ISTAT riportava una media di 5 ecografie a donna durante la gravidanza.
Esaminiamo ora la famigerata visita interna: di per sé non serve a dirci molto ed è di solito molto fastidiosa oltre che per molte donne imbarazzante.
Le visita vaginale può essere realmente utile:
- a inizio gravidanza o alla prima visita, per permettere di valutare lo stato del collo dell'utero e fare un confronto con la fase finale della gravidanza o prima, se necessario;
- se vi sono contrazioni dolorose per accertarsi che il collo dell'ute-

ro non si stia modificando e che non ci sia una reale minaccia di aborto o di parto prematuro;

La visita interna, come ogni altra procedura, deve essere preceduta dal tuo consenso, a maggior ragione in quanto il più delle volte è inutile, e deve essere condotta con il massimo della delicatezza possibile.

Puoi pretendere che la persona che ti assiste ti dia retta, ti spieghi per filo e per segno cosa ti succede, chieda sempre il tuo consenso prima di effettuare un esame o di fare una scelta terapeutica.

Il fatto che tu paghi o meno non toglie importanza ai punti precedenti.

Cerca di non scegliere in base al fatto che "quello era il ginecologo di mia madre" o "mi hanno detto che quell'ostetrica è bravissima e ti fa partorire subito"...

Un primo colloquio, che a mio parere deve essere gratuito e privo di impegno, ti serve per avere delle sensazioni "a pelle" della persona che hai di fronte, ma anche per poter rivolgere delle domande che ti faranno capire meglio con chi hai a che fare.

A un ginecologo potresti chiedere:
- che tasso personale ha di tagli cesarei;
- cosa ne pensa del VBAC;
- quanti travagli dopo cesareo ha assistito nella sua carriera e con che esiti;
- come si comporta in caso di travaglio dopo cesareo;
- se sarebbe presente al travaglio e al parto e quanto costerebbe la sua prestazione;
- cosa ne pensa dell'episiotomia;
- se è disponibile ad alternative alla posizione litotomica per il parto.

Se la risposta alla prima domanda è dal 30-40 % in su allora può essere meglio sentire altri medici, considerando che l'OMS ritiene accettabile un tasso di tagli cesarei intorno al 15%.

Stessa cosa se ti risponde che il VBAC è troppo pericoloso (cosa

significa troppo!?), o se ti dice che certo è possibile, ma molto difficile o: "Guardi, ma chi glielo fa fare!".
Potrebbe risponderti che per lui è necessario che tu faccia tutto il travaglio a letto e che un'episiotomia sarà certamente necessaria, allora idem come sopra.
In realtà la cosa importante è che tu ti senta soddisfatta dalle risposte e che non abbia timore di fare le domande. Diffida anche di chi ti sembra irritato dall'intervista, è un tuo diritto.

A un'ostetrica potresti chiedere:
- cosa ne pensa del VBAC;
- quanti donne che chiedevano il VBAC ha assistito e con quali risultati;
- come si comporta in caso di travaglio dopo cesareo e come lavora nella sua struttura;
- se sarebbe presente al travaglio e al parto e quanto costerebbe la sua prestazione;
- che tasso personale ha di episiotomie;
- se assiste in altre posizioni oltre a quella litotomica e se nella sua struttura è consentito;
- che tipo di assistenza offre in gravidanza;
- se è disponibile a seguirti anche nel puerperio e quanto ti costerà;
- che esperienza ha di assistenza in allattamento.

Anche qui come sopra, in particolare il suo tasso di episiotomie non dovrebbe superare il 30%. Sarebbe importante inoltre che ti offrisse un sostegno in puerperio in quanto si tratta di un momento delicato.

Dove partorire

I luoghi della nascita sono:
1. la tua casa;
2. la casa di maternità;

3. l'ospedale o clinica di I livello;
4. l'ospedale o clinica di II livello;
5. l'ospedale di III livello.

I primi due sono i luoghi ideali per la nascita quando si prevedono un travaglio e un parto a basso rischio.

Chi ha una gravidanza fisiologica e non si sente sicura dell'assistenza di tipo domiciliare può decidere di far nascere il suo bambino in clinica, ricordando però che soprattutto in quelle private il tasso di tagli cesarei è altissimo.

Nel caso di gravidanze con patologie e/o la previsione di un travaglio/parto a medio o alto rischio è bene che la nascita si svolga in un centro di II o III livello dove cioè, oltre a poter praticare un taglio cesareo immediato, esistono anche la terapia intensiva neonatale e quella per gli adulti.

Il parto a domicilio viene visto con molto sospetto in Italia e nell'ultimo secolo si è persa sempre più anche l'attitudine culturale a considerarlo normale come in effetti è ancora considerato in molte parti d'Europa. Esistono alcuni studi che dimostrano la maggiore sicurezza della nascita a domicilio per la donna con una gravidanza fisiologica in confronto agli ospedali.

Nel caso di una donna che ha già subito uno o più cesarei il discorso si fa più delicato. Le linee guida per la selezione delle donne che scelgono il parto in casa tendono a escludere da questa possibilità coloro che hanno già subito un cesareo a meno che non abbiano già partorito dopo il cesareo stesso.

Questo perché, se effettivamente succedesse quello che tutti paventano, cioè la deiscenza o rottura della cicatrice uterina, a domicilio non sarebbe ovviamente possibile intervenire con un taglio cesareo d'urgenza entro 15 minuti al massimo. Purtroppo però anche l'ospedale non è sempre il posto più sicuro dove andare in questi casi, perché le procedure che lì si usano, unite alla poca disponibilità di tempo e alla paura verso il VBAC, possono peggiorare la situazione e quindi di per sé favorire l'instaurarsi di problemi.

Effettuare il VBAC presso il tuo domicilio con l'assistenza di un'equipe di ostetriche esperte può metterti in grado di travagliare nella migliore delle condizioni e di abbassare quindi ulteriormente il rischio relativo al precedente TC, oltre ad aumentare notevolmente le tue possibilità di farcela, ma devi ricordare che nell'eventualità di un urgenza non è possibile, a meno che l'ospedale si trovi proprio sotto casa, ricorrere al TC urgente nell'arco di 15-20 minuti come richiesto nel caso di una rottura d'utero.
Ciò non toglie che la scelta finale del luogo del parto spetti a te e, dal momento che anche in questo caso non esiste la scelta migliore in assoluto, il luogo migliore per fare un VBAC è quello dove ti senti più sicura.
Il luogo dove partorire devi sceglierlo con cura per essere certa di essere in un ambiente favorevole, dove la tua scelta venga sostenuta. Dal momento che il travaglio viene regolato da una produzione ormonale molto delicata e influenzabile dall'ambiente esterno ribadisco che è di vitale importanza che tu decida di partorire dove ti senti più sicura.
Purtroppo attualmente in Italia il VBAC viene visto come fumo negli occhi dalla maggior parte dei medici soprattutto nel centro/sud.
Se vivi nel Nord Italia hai più possibilità di trovare ospedali in cui il tuo desiderio di provare a partorire spontaneamente non venga deriso o ignorato.

Il travaglio dopo cesareo

Non c'è bisogno di insegnare alle donne come partorire e come comportarsi durante il travaglio, più di quanto non abbiano bisogno di lezioni su come fare l'amore o su come comportarsi durante l'orgasmo. Questi comportamenti riproduttivi vengono guidati da istinti innati presenti in tutte le donne.

Andrea Robertson

A molte donne viene detto che se tenteranno un travaglio dopo un TC il tutto dovrà essere particolarmente medicalizzato e la sala operatoria dovrà essere già pronta e riservata per l'eventuale urgenza. Lavorando in un centro di III livello posso affermare che ciò non è affatto vero. In centri come quello in cui lavoro la sala operatoria non è tenuta riservata a donne con un alto rischio (spesso più alto di quello di un travaglio dopo cesareo); l'importante è che in caso di urgenza si riesca ad attivare al più presto il personale che deve essere presente all'intervento (due ginecologi, un'ostetrica, una/o strumentista, un neonatologo, un'anestesista) e che quindi deve ovviamente essere già presente nella struttura.

Perché il VBAC vada un buon fine sarebbe molto importante che il travaglio iniziasse e proseguisse spontaneamente senza interferenze dall'esterno. In alcune linee guida è consentito l'uso di ossitocina sintetica per l'induzione e l'accelerazione del travaglio dopo cesareo, mentre in genere vi è più cautela riguardo all'uso di prostaglandine (il gel) che aumenta notevolmente la possibilità di rottura d'utero. A prescindere dal fatto che l'induzione e l'accelerazione del travaglio, anche con ossitocina, aumentano notevolmente la possibilità di una rottura d'utero, lasciare che il travaglio inizi e prosegua spontaneamente è la migliore garanzia che tutto possa procedere per il verso giusto. Per il verso giusto per il bambino, che ha la possibilità di nascere quando è realmente pronto ad affrontare i grossi cambiamenti che la nascita comporta a livello di sistemi di adattamento del suo corpo. Per il verso giusto per te, che puoi affrontare un travaglio dai ritmi più consoni al tuo corpo e al tuo temperamento oltre che generalmente meno doloroso.

Per molte donne all'avvicinarsi della data presunta del parto aumenta l'ansia che la "scadenza" possa essere superata; in realtà non scade niente, di certo non la placenta che in genere (tranne situazioni patologiche) funziona finché il bambino non è pronto per nascere. A molte donne dopo un'ecografia viene detto che la placenta è invecchiata (di grado III) senza spiegare e ricordare che ciò è fisiologico quando si è prossimi alla data presunta, dal momento che il complesso sistema placenta-feto interagisce e che

la placenta "invecchiata" lancia una sorta di messaggio al bambino che è ora di spostarsi verso altri lidi. Certamente invece una placenta di III grado prima del termine della gravidanza deve insospettire e portare a ulteriori controlli.
Attualmente si tende a proporre l'induzione del travaglio sempre più precocemente dal momento che alcuni studi dimostrano un aumento della morbilità e della mortalità fetale a partire dalla 42ª settimana, quindi da 41 settimane finite, 40 + 7 giorni per intenderci. Alcune linee guida suggeriscono di lasciare che la gravidanza continui purché sotto stretto controllo, altre che alla donna venga proposta l'induzione. Induzione che la donna è libera ovviamente di rifiutare e che deve essere offerta durante un colloquio informativo in cui si illustrano i benefici e gli effetti indesiderati che tale atto medico può portare.
Un ottimo modo per dare una "spintarella" al bambino in maniera "naturale" è il sesso. Avere rapporti, e comunque la stimolazione sessuale in genere, può provocare delle contrazioni preparatorie che al momento giusto possono anche essere l'anticamera del travaglio. Ciò avviene solo se la gravidanza è a termine e il bambino è pronto per nascere quindi un rapporto sessuale di per sé non può dare adito a un travaglio prematuro a meno che non esistano già delle condizioni patologiche che lo controindichino, ad esempio: distacco di placenta, placenta previa, minaccia di parto prematuro, tutte situazioni in cui è bene che l'utero riceva meno sollecitazioni possibili. Infatti l'utero è un muscolo che, se sollecitato dagli ormoni giusti, si contrae.
Gli ormoni che si usano in ostetricia per indurre le contrazioni sono l'ossitocina e le prostaglandine prodotti sinteticamente. Eppure questi ormoni li produce anche il nostro corpo. Produce ossitocina durante la stimolazione sessuale, l'orgasmo e durante l'allattamento oltre che in altre situazioni non direttamente correlate alla riproduzione. Produce prostaglandine che si trovano in una certa quantità nel liquido seminale, che può agire come un vero e proprio gel vaginale. Ecco perché avere rapporti sessuali in gravidanza fa sì che si attivi più facilmente il travaglio o che perlo-

meno si prepari meglio il collo dell'utero. Se ne hai la possibilità, fare l'amore prima del travaglio può aiutarti fisicamente per i motivi che ho elencato sopra ed emotivamente perché può far sentire il tuo partner e te più legati e pronti ad affrontare insieme questa avventura.
Esistono dei rimedi omeopatici che possono aiutare, in particolare il Caulophillum; eventualmente puoi parlarne con chi ti segue in gravidanza o con un omeopata.
Lo shiatsu, l'agopuntura e la riflessologia plantare tramite la stimolazione di alcuni punti specifici possono senz'altro servire allo scopo.

La gestione di un travaglio dopo cesareo può essere identica a quella di un travaglio "normale" con alcuni accorgimenti in più.

- Dal momento che il primo segnale che qualcosa non va a livello dell'utero o del travaglio è l'alterazione della frequenza cardiaca del bambino, è molto importante il monitoraggio attento della stessa. Ciò si può ottenere con il monitoraggio cadiotocografico continuo nella parte del travaglio più intensa. Questo significa che ti verrebbero attaccate delle cinghie sulla pancia con due sonde, una che controlla il battito cardiaco del bambino e una che registra le contrazioni. Purtroppo il CTG in continua limita abbastanza la libertà di movimento che invece è fondamentale per il buon andamento del travaglio. Inoltre, è gravato da molti falsi positivi per cui aumenta il numero di interventi inutili. Nel caso che tu abbia un'ostetrica completamente dedicata a te potrebbe essere possibile anche usare l'auscultazione intermittente con il sonicaid, un piccolo apparecchio a ultrasuoni portatile, purché venga fatto almeno ogni 10-15 minuti nella fase attiva del periodo dilatante e dopo ogni contrazione durante il periodo espulsivo. In ogni caso anche con il CTG in continua è possibile alzarsi dal letto, camminare (per quanto lo consentono i cavi), provare le posizioni che più ti aiutano; non può quindi diventare una scusa per tenerti ancorata al letto sdraiata.

- Probabilmente ti verrà inserito un ago-cannula nel braccio, in modo da avere una vena pronta in cui poter iniettare farmaci salvavita. In effetti questo viene fatto quasi sempre in ospedale perché può essere utile qualora ci fosse un'emergenza non dovendo allora perdere tempo per questa procedura, quando è difficile che ci possa essere qualcuno completamente dedicato a te.

- In molti ospedali si tende a non permettere alle donne in travaglio di bere o mangiare specialmente a quelle che si sospetta potrebbero essere sottoposte a un TC. Questo perché se il TC dovesse essere praticato in anestesia generale si potrebbe incorrere in una complicazione chiamata sindrome "ab ingestis". Ma il travaglio può durare un certo numero di ore e il fatto di non bere o mangiare può rendere tutto più difficile. Del resto è anche vero che spesso durante il travaglio la voglia di mangiare è poca. Se lo desideri puoi assumere bevande, zucchero, marmellata, gelati e alimenti di rapida digestione, in particolare nella fase iniziale del travaglio. Si può anche chiedere il parere dell'anestesista di guardia, dal momento che in caso di una anestesia generale sarebbe sua la responsabilità di un'eventuale sindrome "ab ingestis".

- Non è vero che se fai un travaglio dopo cesareo non puoi essere sottoposta all'analgesia epidurale. In generale, se il travaglio va bene l'epidurale può rappresentare più un'interferenza che un aiuto reale, ma se senti che la possibilità o meno di usufruire dell'epidurale può influire sulla tua scelta allora è senz'altro meglio una epidurale piuttosto che un TC. Il ricorso all'epidurale viene spesso negato nel VBAC seguendo il ragionamento che essa potrebbe mascherare la sensazione di dolore susseguente a una rottura d'utero e ritardare l'intervento. Le ricerche cliniche hanno dimostrato che il dolore da rottura d'utero non viene effettivamente mascherato dall'epidurale e che, del resto, il dolore non è il segnale più affidabile e non è sempre presente in una rottura d'utero.

- La possibilità di movimento in travaglio è molto importante per il buon andamento del travaglio stesso. Anche al massimo della medicalizzazione con eventuale flebo, monitoraggio ed epidurale in corso si può mantenere una certa libertà di movimento. Il fatto che tu ti muova o provi diverse posizioni durante il travaglio, se ne senti il bisogno, è fondamentale perché rende più gestibile il dolore e permette al bambino di trovare con più facilità gli spazi giusti per affrontare la discesa lungo il canale del parto; inoltre accelera la dilatazione del collo dell'utero dal momento che la testa del bambino preme di più. Non vi è alcun motivo perché ti si debba forzare a rimanere sdraiata sul letto, anche se il sacco amniotico si è rotto, o se hai il monitoraggio attaccato. Anzi a volte è l'ostetrica a suggerirti una posizione piuttosto che un'altra nel tentativo di aiutarti. L'importante è evitare di stare a lungo sdraiate a pancia in su perché ciò può comportare un ridotto afflusso di ossigeno al bambino. Quando vuoi riposarti puoi sdraiarti sul fianco. Allo stesso modo è bene evitare di camminare e fare le scale se non è quello che veramente desideri fare. Troppe donne a inizio travaglio vengono fatte stancare mandandole su e giù per le scale quando magari avrebbero solo bisogno di riposare.

- A un certo punto senti delle sensazioni nuove, intense, di pressione sull'ano, che ti dicono che il momento della nascita è vicino. L'ideale sarebbe che tu possa restare libera di gestire questa fase seguendo le sensazioni che il corpo esprime: accompagnare questa spinta quando diventa irresistibile, trattenerti se il dolore è troppo forte, cercare di restare "aperta" per facilitare il passaggio del tuo bambino. Questo periodo del travaglio si chiama fase espulsiva e può avere una durata variabile, come del resto il travaglio. Possono volerci anche due o tre ore e con l'epidurale i tempi si allungano. Finalmente è venuto il momento dell'azione... infatti se la fase dilatante è caratterizzata dalla passività, dal lasciare che il corpo si apra, la fase espulsiva è il momento in cui puoi accompagnare più attivamente il viaggio del tuo bambino.

- Sarebbe giusto che tu possa scegliere la posizione che preferisci

anche per il parto vero e proprio ma in molte strutture in Italia questo è ancora un bel sogno e anche le ostetriche e i medici disponibili a sostenere le donne in questa scelta si vedono spesso osteggiate dai medici e a volte anche dalle stesse colleghe.
In ogni caso sappi che secondo l'OMS la scelta della posizione da assumere durante il parto dovrebbe essere fatta insieme a te.
Esistono delle posizioni che favoriscono la discesa della testa del bambino con minor sforzo da parte tua e la possibilità di vivere la nascita in maniera più attiva. Per esempio accovacciata o carponi.

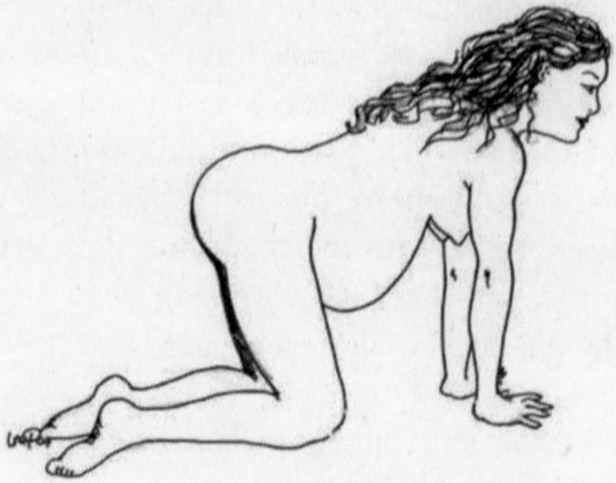

Esistono tutta una serie di posizioni per partorire che le donne hanno usato fin dall'antichità e che a oggi vengono considerate "alternative". Direi che l'unica posizione veramente alternativa per il parto è quella inventata dagli ostetrici uomini un paio di secoli fa, cioè quella litotomica. È la posizione che ci hanno abituate a pensare essere quella normale in contrapposizione a quelle da donne "selvagge"; quella che si vede nei film… la donna che sta sdraiata con le gambe appoggiate a dei gambali, a volte legate. Eppure tutte le evidenze ci dicono che è quella più dannosa perché rende più difficoltosa l'espulsione del bambino e può addirittura provocare sofferenza fetale poiché la pressione dell'utero sulla vena cava riduce fortemente l'afflusso di ossigeno alla placenta.

- L'uso dell'acqua può essere importante in travaglio: vi sono delle evidenze di come l'immersione in acqua calda durante la fase attiva del travaglio possa diminuire di molto la sensazione dolorosa e addirittura accelerare i tempi del travaglio. Ciò avviene per una ragione fisiologica poiché l'immersione in acqua calda aiuta ad abbassare il livello degli ormoni dello stress e quindi a migliorare la secrezione endogena di ossitocina. In realtà anche una doccia calda può servire allo scopo soprattutto durante la prima fase del travaglio quando l'immersione in vasca può essere prematura. Se poi il travaglio si velocizza a tal punto che il periodo espulsivo comincia in acqua, il bambino può anche nascere dentro la vasca. Nei pochi ospedali italiani che possiedono e consentono l'uso della vasca in travaglio di solito se ne riserva l'uso ai travagli fisiologici, senza elementi di rischio; potresti quindi venire esclusa da questo tipo di assistenza. Eppure presso l'ospedale di Vipiteno, dove ormai il travaglio e il parto in acqua sono proposti spesso e attivamente, sono stati assistiti 72 VBAC in acqua. Di queste donne due avevano già due TC alle spalle.

- In molti ospedali è comune spingere sulla pancia della donna per "facilitare" l'uscita del bambino. Di per sé questa manovra, chiamata di Kristeller, andrebbe evitata perché è molto dolorosa e può provocare dei danni tra cui la rottura dell'utero. A maggior ragione nel caso di una donna che ha già fatto un cesareo andrebbe assolutamente evitata. Il farla è l'equivalente di un forcipe o di una ventosa. Spesso viene usata perché non si ha la pazienza di aspettare i tempi di un'espulsione fisiologica che sono soggettivi e a volte non rientrano nello standard.

- Il fatto che tu stia facendo un VBAC non è di per sé un buon motivo per praticarti l'episiotomia. Tutte le ultime ricerche sull'episiotomia concordano sul fatto che andrebbe eseguita solo in pochi casi di sofferenza fetale associata a una resistenza del perineo per cui effettuandola si possano salvare minuti preziosi. L'effettuazione di un'episiotomia non ti protegge da eventuali

lacerazioni importanti del perineo anzi le favorisce, né ti protegge da un eventuale futuro prolasso della vescica e/o dell'utero. La tua vagina è perfettamente in grado di distendersi e di aprirsi notevolmente al passaggio del tuo bambino.
Per evitare lacerazioni del perineo sono importanti:
- le spinte spontanee piuttosto che forzate;
- il rispetto dei tempi fisiologici di fuoriuscita della testa del bambino con una distensione graduale della vulva e del perineo;
- un ambiente intimo e rispettoso.

Aver fatto gli esercizi di Kegel in gravidanza può aiutare sia ad avere un perineo più tonico che a prendere coscienza di questa zona del corpo spesso misconosciuta. Anche fare massaggi con dell'olio di germe di grano (ricco di vitamina E) e/o di mandorle dolci può essere piacevole e può aiutarti ad arrivare al parto con i tessuti più elastici. Dovresti sentirti libera di toccarti e di sentire la testa del bambino mentre nasce poiché in questo modo la distensione dei tessuti avviene in maniera più dolce e meno traumatica.

Note

1. Documento OMS, *Tecnologia appropriata per la nascita*, 1985.
2. Quando si fa un'ecografia prima dell'8ª settimana di gravidanza spesso succede di non poter visualizzare il battito cardiaco dell'embrione è ciò può essere motivo di grande ansia per i genitori.

Capitolo IX
Esperienze

Ho chiesto ad alcune donne di scrivere liberamente la loro esperienza e testimonianza di taglio cesareo e VBAC. Alcune sono esperienze felici altre meno. Fanno tutte riflettere e voglio ringraziarle ancora per il loro prezioso contributo. Ho voluto scrivere anche la mia storia di nascite per testimoniare di come anche un evento poco accettato come lo è stato per me il cesareo possa con il passare del tempo trasformarsi in un'opportunità in più (non sarei certo diventata ostetrica se non fosse per il cesareo che ho subito). Allo stesso tempo il fatto di aver cercato con la massima convinzione un VBAC, per fortuna riuscito, testimonia come, anche per chi come me ha una conoscenza dettagliata dei possibili rischi e delle loro conseguenze, questa rimanga comunque la strada preferenziale.

Alessia

Sono mamma di due bambini, Pietro e Matteo. Pietro ha tre anni e mezzo e Matteo ne ha uno e mezzo.
Le due esperienze di parto che ho vissuto sono state molto differenti tra loro. Di entrambe ho ricordi intensi, tante sensazioni diverse.
Pietro è nato in una caldissima giornata del luglio del 2003. Il mio primo figlio… che emozione! Ero ansiosa di partorire, di vederlo, di toccarlo, di attaccarlo subito al seno.
Avevo preso accordi con un ginecologo e un'ostetrica di un grande ospedale di Roma che mi avrebbero assistito privatamente. Pensavo che avere un punto di riferimento, la sicurezza di trovare "quelle" persone, fosse la scelta migliore che potevo fare.

Il giorno prima che Pietro nascesse ero stata visitata dal ginecologo. Non c'erano contrazioni. Durante la visita il medico, senza informarmi di nulla, mi aveva scollato le membrane - ho saputo dopo che si tratta di un procedimento (piuttosto fastidioso) per provocare il travaglio - e mi aveva consigliato di camminare per circa un'ora. Poi ci saremmo risentiti. Ho camminato tanto, ma non è successo niente.
Il giorno successivo, dalla tarda mattinata ho iniziato a sentire qualche contrazione dolorosa. Sono rimasta a casa. Ci eravamo trasferiti da poco in un nuovo appartamento e quella mattina c'era un operaio che stava facendo dei lavori. Sono rimasta tranquilla. Tra una contrazione e l'altra decidevo dove attaccare le mensole, dove sistemare le librerie e i punti luce. Con Enrico, il mio compagno, abbiamo pranzato. Gli avevo chiesto di cucinare qualcosa di leggero e mi sono ritrovata a mangiare una terribile pasta piena di aglio!
Le contrazioni si facevano più forti e ravvicinate. Mi faceva bene mettermi a terra quando arrivavano e poi tirarmi su o sdraiarmi nei momenti di calma. Cercavo di respirare come avevo imparato al corso pre-parto e di controllare il dolore. Ero abbastanza brava. Verso le 17 ho chiamato il ginecologo e lui mi ha consigliato di andare in ospedale. Ho voluto prendermi un altro po' di tempo. L'ospedale tra l'altro era molto vicino. Appena arrivata, verso le 18, avevo una dilatazione di soli tre cm. Eppure mi sembrava di aver atteso così tanto a casa... Comunque era tutto a posto. Sono salita in sala parto con Enrico, che era molto emozionato e si preparava a vivere con me l'arrivo del nostro bambino.
Scelgo di fare l'anestesia epidurale. L'anestesista ha difficoltà a inserire il cateterino. Prova più volte e mi tratta anche un po' male perché pensa che non mi stia piegando bene in avanti. Tutto quell'affannarsi alle mie spalle mi infastidisce. Chiedo se posso ancora ripensarci, ma l'ago è già entrato. Mi attaccano al monitoraggio. Dopo pochissimo entra un'infermiera con una flebo. Le dico chiaramente che se si tratta di ossitocina io non la voglio! Ma sia lei che il ginecologo mi "rassicurano": "È tutto normale, hai voluto l'epidurale, il travaglio si rallenta". Nessuno mi aveva mai informato di questo.
Sono circa le 20. Vedo intorno a me facce preoccupate: il tracciato non è buono, c'è sofferenza fetale. Sono rimasta sempre sdraiata. Nessuno mi ha consigliato di alzarmi, di camminare. Mi chiedono solo di spostarmi su un fianco e le cose cominciano ad andare un po' meglio, ma dopo poco il battito decelera nuovamente.
"Ti dobbiamo fare un cesareo", mi informa il ginecologo. "Hai fatto

pure il corso pre-parto", mi dice, ridendo di gusto, l'ostetrica che mi ero scelta!!!

Cerco di pensare al mio bambino, comunque lo vedrò presto. Fanno allontanare Enrico. Peccato, era così bello con il camice verde. Mi portano in sala operatoria. Che paura, non ho subito mai alcun intervento. C'è tanta gente e una certa atmosfera di urgenza. Tanti camici verdi, ma non belli come Enrico. Mi bloccano le braccia e mi attaccano qualcosa all'altezza del polpaccio. Poi un liquido viene versato sulla mia pancia. Allora dico al medico che mi sembra di sentire tutto, troppo, per aver avuto un'anestesia. Continuo anche a sentire nella mia testa il battito lento di Pietro. Sono molto preoccupata. L'anestesista, che nel frattempo era cambiato, allora mi informa che mi addormenterà, solo per pochi minuti. Gli affido i miei occhiali da vista e mi raccomando di restituirmeli non appena mi risveglio: io devo vedere bene il mio piccolo. Poi il buio pesto, il vuoto, il nulla, un buco grande e profondo.

Pietro sta benissimo, non riesco a vederlo subito, sono ancora stordita. Qualcuno me lo avvicina al viso e io sento un buon profumo e la pelle più liscia che abbia mai sentito in vita mia. Incomincio a piangere, a dirotto. Non sono riuscita a partorire. Mi sento confusa, fa freddissimo. Chiedo di attaccare Pietro subito al seno e lui è bravissimo. L'allattamento, nel tempo, mi ha restituito molto. Il vuoto, il buio, me li sono sentiti dentro a lungo. Mi mancava una parte della storia. Cosa è accaduto? Mio figlio nasceva e io non c'ero. Io volevo proprio partorire.

Quando Pietro aveva da poco compiuto un anno, ho scoperto di aspettare un altro bambino. Ho cominciato allora a informarmi. Avevo letto che, tra le raccomandazioni relative al parto, l'Organizzazione Mondiale della Sanità include quella di incoraggiare il parto naturale dopo il cesareo. Non necessariamente a un cesareo deve seguire un altro cesareo. Questa fonte autorevole mi rassicurava molto.

Dovevo trovare qualcuno che mi aiutasse e lì è iniziato il vero travaglio. Al di là delle difficoltà oggettive che ho incontrato - pareri assolutamente contrastanti, medici che mi hanno terrorizzata con i possibili rischi, altri che mi hanno esortata a cambiare idea - io stessa avevo bisogno di capire se volevo veramente provare a partorire naturalmente. Ho letto tutto il leggibile sull'argomento, articoli scientifici, statistiche, studi recenti e non, libri, testimonianze. Ho trascorso notti intere a tradurre testi in inglese. Sapevo tutto ma ancora non sapevo cosa era meglio per me. Enrico mi è sempre stato molto vicino, ha appoggiato tutte le mie decisioni e indecisioni, i miei pensieri e ripensamenti. Ho parlato con tanti ginecologi, con tante ostetriche, con altre mamme. Un giorno pensavo di aver trovato la mia soluzione, il giorno successivo non ero più convinta. Del medico, dell'ostetrica, dell'ospedale, del consenso informato da rilasciare. Volevo qualcuno che mi assistesse senza farmi sentire un caso particolare. Insomma, io volevo solo provare a partorire il mio bambino, nient'altro. Volevo fare la scelta anche più sicura da un punto di vista sanitario; avevo bisogno di quella certezza. Sono un avvocato e mi sono spesso occupata di colpa professionale. La mole di informazioni che avevo forse rendeva tutto ancora più complicato.

Poi, un giorno, mi ritorna alla mente che all'inizio di quella seconda gravidanza avevo letto la testimonianza di una mamma che aveva partorito naturalmente dopo un taglio cesareo e successivamente era diventata ostetrica. La sua lettera mi aveva allora molto colpito, tanto che mi ero appuntata il suo nome da qualche parte. Di quell'ostetrica mi aveva parlato molto bene anche una cara amica. Riesco a contattarla, la incontro e con lei comincio a capire che era ormai tempo (a circa due settimane dal parto!) di smettere di studiare e approfondire. Dovevo lasciarmi andare. Capire cosa era veramente meglio per me. Mi ci è voluto un altro po' di tempo e poi, a una settimana dal parto, dopo l'ennesimo ripensamento, ho capito che il mio percorso era finito. Quel travaglio era finito. Quello vero non poteva essere tanto più faticoso.

Il 12 giugno del 2005, alle 5 del mattino sono iniziate le contrazioni. Dopo qualche ora ho telefonato all'ostetrica. Ci eravamo accordate anche con una sua collega che avevo conosciuto pochi giorni prima. Avrei partorito in un ospedale vicino a casa, con un ginecologo di quelli che se la sentono di fare un vbac e che si fidano dell'esperienza e della professionalità di certe ostetriche.

Ho fatto parte del travaglio in casa, insieme all'ostetrica e a Enrico. Stare a casa, con la tranquillità che mi dava avere accanto una persona esperta, che controllava spesso il battito del bambino, mi visitava, mi coccolava, mi massaggiava, mi incoraggiava e si riposava insieme a me è stato formidabile, quello che volevo. Il travaglio attivo è iniziato verso mezzogiorno. Sono rimasta a casa fino alle 17. Arrivati all'ospedale ero a circa 4 centimetri di dilatazione. Che lentezza! Ma stavo con Enrico e le mie due bravissime ostetriche, in un ambiente sereno, con un medico e un'anestesista nella stanza accanto, con la possibilità di muovermi liberamente, di camminare, accovacciarmi, buttarmi per terra. Senza flebo, senza epidurale. Tutto naturale. Le contrazioni erano molto dolorose, stavo male e urlavo. Si, urlavo per sentirmi più forte. Tutte quelle urla per me cancel-

lavano i dubbi, le paure, i consigli sbagliati, le delusioni.
Non ho pensato neanche per un momento ai possibili rischi né ho mai pensato che avrei potuto non farcela. Le ostetriche mi incoraggiavano con le parole e con l'atteggiamento sempre positivo. Avevo vicino due professioniste vere, brave, intelligenti, diverse tra loro e molto unite. Le sentivo vicine a me. Sono state grandi anche nel coinvolgere fisicamente Enrico nel travaglio.
È lui che mi sollevava con forza da terra, dove mi accovacciavo, dopo ogni contrazione. Come dice lui: "Noi abbiamo partorito Matteo".
Sì, Matteo lo abbiamo partorito alle 20,24 del 12 giugno 2005, mentre io ero carponi a terra, su un lenzuolo, a dare le ultime spinte. Non scorderò mai il primo sguardo di quel bambino steso tra le mie gambe, che finalmente si riposava con me dopo la fatica di venire al mondo.

Claudia

Magari sembra strano, ma i due cesarei che ho subito non sono facili da superare. Ancora non ci riesco. Eppure sono una persona equilibrata e tranquilla. Comunque, andiamo con ordine. Il primo cesareo è piovuto del tutto inatteso, mi ci sono trovata dentro e lì per lì ho reagito come meglio ho potuto, poi tanto tempo dopo, all'epoca della seconda gravidanza, ho cercato di riordinare i fatti così come si sono svolti sperando di dar loro un senso. Sicuramente la mia storia, raccontata dall'ostetrica che mi ha seguito, sarebbe diversa, ma è il mio utero che hanno tagliato. La data presunta del parto della mia primogenita era l'8 maggio 2002. Dalla prima ecografia risultava che in realtà la gravidanza fosse iniziata una settimana dopo rispetto ai calcoli fatti con la data dell'ultima mestruazione, ma nessuno ha mai considerato questo slittamento. La data presunta del parto è sempre stata calcolata in base all'ultima mestruazione. Non avevo un ginecologo di fiducia, così sono andata fin dall'inizio all'ambulatorio dell'ospedale dove avevo deciso di partorire, soprattutto perché lì lavorava mia sorella (infermiera anche se di un altro reparto). È anche l'ospedale dove sono nata, con taglio cesareo anche io. Magari è un destino. Verso la fine della gravidanza, a fine marzo, più o meno, contattai un'ostetrica dell'ospedale su indicazione di mia sorella, per avere un punto di riferimento preciso durante il parto. L'ostetrica era molto carina nei modi, disponibile, si dichiarava a favore totalmente del parto spontaneo e senza troppa ingerenza dal punto di vista medico. Dall'inizio di maggio avevo contrazioni abbastanza frequenti, ma mai decisive per dare avvio al parto. La piccola stava bene, e non dava segni di voler uscire. Passata la data presunta del parto sono entrata parecchio in ansia. Non succedeva niente e tutti erano lì a chiedermi come stavo, quando nasceva la bimba, come mai non era ancora nata. L'ostetrica mi diceva di stare tranquilla, poi mi ha proposto il ricovero la sera dal 17 maggio, visto che era ancora tutto fermo. Ero completamente disinformata e sono rimasta in balìa degli eventi. Penso di aver fatto un grande errore ad affidarmi ad altri piuttosto che trovare in me e da sola il modo giusto di procedere. In ospedale l'ostetrica mi ha somministrato il gel, le contrazioni sono partite dopo un po', ma non erano ancora efficaci. Dopo un po' di ore siamo passati all'ossitocina, in grandi quantità, devo dire, visto che non ero più in grado di muovermi. Stavo malissimo. Contrazioni continue, dilatazione minima. Erano passate nove ore ed ero uno straccio. Il monitoraggio poi ha cominciato a segnalare una forte sofferenza fetale. La bimba aveva il cuore troppo lento e non migliorava, anzi. L'ostetrica ha rotto il sacco, e le acque erano a posto, però non si poteva più perdere tempo, quindi mi hanno fatto firmare per il cesareo, mi hanno depilato e spostato in sala operatoria. Di quel momento ricordo solo due cose: il terrore che mia figlia non sopravvivesse e il dolore quasi disumano che provavo. Per spostarmi dal letto al tavolo operatorio ho sofferto tantissimo, non riuscivo a muovermi e il dottore che mi spennellava di tintura la pancia mi provocava una sofferenza incredibile. Poi il buio totale e in sette minuti è nata Penelope, sana. Quando mi sono svegliata non volevo credere che fosse andato tutto bene e stavo così male che non riuscivo nemmeno a girarmi per vedere la bimba addormentata vicino a me. Hanno dovuto mettermela sopra per convincermi che era viva. Così è nata una madre, con lo sguardo curioso della bimba puntato su di lei. È stato l'inizio di una storia bellissima, ma un inizio difficile, che ricordo con amarezza, anche se al momento ero felice e sollevata che fosse andato, alla fine, tutto bene.

Ho capito che il primo cesareo era stato devastante emotivamente solo quando sono rimasta incinta la seconda volta. Improvvisamente era come se avessi partorito solo ieri e tutto mi faceva ancora così male... tra il primo parto e questa seconda gravidanza, però, c'erano state di mezzo svolte fondamentali. Intanto, con la prima bimba neonata, a un certo punto avevo capito che dovevo prendere in mano con un po' di consapevolezza il tema dell'allattamento e avevo cominciato a informarmi molto bene. In rete ho incontrato La Leche League e soprattutto tante mamme con cui confrontarmi sulla maternità, il parto, l'allattamento, la gestione dei figli ecc. ed è stato veramente un anno zero, una ripartenza, direi. Con la nuova gravidanza ho cercato di essere almeno informata e consapevole. Sapevo che esistevano protocolli per il vbac, che l'OMS lo consiglia da decenni, ma ho scoperto che l'Italia, e Roma in particolare, sono peggio del terzo mondo. Qui, appena si parla di gravidanza dopo cesareo non c'è partita, e nemmeno discussione. Si taglia e basta. E non si chiede l'opinione della proprietaria dell'utero. Poi ho incontrato un ginecologo umano, che prima di tutto mi ha fatto raccontare com'era andata la prima volta, e che aveva assistito anche tanti vbac, ma naturalmente non a Roma, bensì in Trentino, in un piccolo ospedale di montagna. Nonostante la sua disponibilità e le mie richieste però, l'ospedale in cui lavora non faceva vbac e io sinceramente non avevo voglia di ingaggiare una battaglia personale in nome del mio parto, non avevo sufficienti energie con una figlia di due anni, un lavoro e un fisico che si avviava a essere di balena. Mi sono adeguata, e le cose, tutto sommato, sono andate molto bene. Il ginecologo è tranquillo, mi visita il poco che serve e mi fa fare solo gli accertamenti indispensabili. Per il parto ci accordiamo proprio alla fine del tempo e non le solite due settimane prima che in genere si usano. Arrivato il gran giorno io ho tanta paura. Però l'anestesista è bravissimo (e somiglia a un mio amico... mi sento meno sola), il medico pure e la piccola Giuditta nasce velocemente e senza problemi. Però che impressione sentirsi tagliare e, soprattutto spostare gli organi per arrivare all'utero! Una sensazione molto brutta. L'utero in prossimità della cicatrice era sottilissimo, e il ginecologo lo tocca appena, praticamente non serve tagliarlo. Forse il vbac non sarebbe stato possibile, ma non lo saprò mai. La degenza stavolta è più umana, sento molto meno dolore, subito dopo il parto sto quasi bene e mi sembra impossibile. In serata (ho partorito di mattina) devo prendere un antidolorifico, ma insomma non c'è paragone con la prima volta. Continuo a credere però che le cose, almeno nel primo parto, avrebbero potuto essere diverse.

Gaia

Febbraio 2000, il test di gravidanza era positivo, Loyd - mio marito - e io eravamo al settimo cielo, convintissimi che sarebbe nata una bellissima bambina e pronti a goderci otto mesi di una splendida gravidanza. Io avevo un'ulteriore certezza, il mio sarebbe stato uno splendido travaglio dove le contrazioni sarebbero state sì intense e impegnative ma grazie all'appoggio di Lloyd, e al pensiero che finalmente avremmo visto in faccia la nostra bimba (e avremmo avuto la conferma che di bimba si trattava!), le avrei superate brillantemente - anzi, non "superate", ma "cavalcate" e avrei avuto un magnifico parto. La prima parte del nostro "film" è risultato aderente a quanto ci immaginavamo: gravidanza magnifica, nessun problema, mi sentivo un torello, non potevo davvero sognare di meglio, per la seconda parte c'è però un primo intoppo: all'ecografia della 32ª settimana la creatura è podalica. La ginecologa era ottimista, tanti bambini si girano dopo, io però dovevo sapere cosa sarebbe successo se ciò non fosse accaduto e lei mi spiegò che potevo firmare l'assunzione di tutte le responsabilità sui rischi di un parto podalico per via vaginale, oppure potevo tentare la manovra di rivolgimento manuale e sperare che avesse successo, oppure accettare l'idea di fare un cesareo. Le tre strade erano lontanissime dalla mia idea di parto naturale, avevo la fortissima sensazione che se mia figlia non si voleva girare aveva sicuramente un buon motivo per non farlo e che la manovra quindi poteva risultare pericolosa o comunque inutile e il parto podalico mi spaventava. Così, quando a 37 settimane mi hanno confermato che non c'era stata nessuna capriola, con tanto magone ho iniziato la preparazione clinica e psicologica per il cesareo che era stato programmato a due giorni dalla data presunta del parto. Ricordo che a casa nessuno capiva la mia tristezza, nessuno capiva perché io, arrivata a 84 kg di ciccia e panciona, mi mettessi a testa in giù o mi infilassi bastoncini incandescenti e puzzolenti tra le dita dei piedi sperando che questo aiutasse il capovolgimento: avevo la scusa per evitare il dolore e ottenere un cesareo, che cosa cercavo di più? L'ultimo periodo di gravidanza lo passo sola con il mio magone e con la brutta sensazione che nessuna delle persone che mi amano mi capisca. Arriva la vigilia della nascita. Visita di controllo: nulla è cambiato. Ma nessun pensiero tristanzuolo da speranza tradita fa in tempo a passarmi per la mente perché arriva la proposta della ginecologa: si fermi, che lo facciamo nascere ora. Sono sprofondata in un vortice di emozioni, non capivo più nulla, Lloyd era partito per Genova, non avevo la borsa, tutto sarebbe stato pronto per l'indomani, non per "ora"... un attimo di panico e di indecisione e poi, bene! Mi sono aggrappata con tutte le mie forze a questo aspetto sorpresa, ormai l'unica cosa che mi rimaneva di quello che è un parto secondo natura, e così ho telefonato a mia madre che mi preparasse la borsa e a mio marito: "Caro vieni, sto per partorire". Il cesareo fatto con epidurale tecnicamente è riuscito splendidamente, effettivamente in pancia avevo una LEI - Chiara, nata il 30 ottobre alle 15,25. Si constata quindi che quella cosa strana che si vedeva nelle

ecografie era un setto uterino bello grosso. Chiara ha giri di cordone attorno al collo e al braccino e mentre mi ricucivano viene messo il sigillo: Chiara non poteva che nascere con il cesareo, tra setto e giri di cordone contorti nessuna manovra, nessun parto, nessun travaglio spontaneo avrebbe potuto funzionare. Sono uscita dalla sala operatoria, c'era Loyd, con Chiarotta in braccio e i miei familiari, tutti a dirmi quanto era bella la nostra bambina ma io sentivo solo tanto freddo e tanto male perché prima di darmi l'antidolorifico doveva finire l'effetto dell'anestesia. Guardavo a tratti il fagottino che piangeva senza riuscire a tendere le mie braccia. Che sensazione orribile! Il giorno dopo fisicamente stavo meglio ma ancora guardavo Chiara nella sua cullina e non la sentivo "mia", non sentivo trasporto, non mi veniva di allattarla, nulla. Dopo ho sentito che queste non-sensazioni a volte capitano in chi ha avuto un cesareo, ma per tanto tempo mi sono sentita un mostro. Per fortuna in ospedale mi hanno ordinato di attaccarla al seno e alla prima tirata vigorosa è finalmente esploso il mio senso materno e ho riconosciuto la MIA cucciola. Passano gli anni, passa un aborto, ma resta la sensazione orribile di non aver sentito subito l'amore a prima vista per la mia bimba, e resta anche il fastidio di non essere stata autosufficiente per i primi tempi, la paura di farla cadere per una fitta alla cicatrice. A queste sensazioni si aggiunge anche la frustrazione di non poter tramandare l'esperienza del parto a mia figlia. Quanto mi sono cullata io nei racconti di mia nonna, di mia mamma, delle mie zie; la prima contrazione, le corse in ospedale... E io? Io cosa posso raccontarle? Quanti punti ti mettono, la pre-anestesia per l'epidurale, il catetere, le flebo... nooo, non lo posso tollerare più. Il prossimo figlio nascerà come Natura vuole.
Settembre 2004, test di gravidanza positivo.
La gioia viene subito scacciata da ansie e paure per una minaccia d'aborto bella tosta. Vengo messa a letto con le iniezioni di progesterone da fare. Le settimane passano con l'angoscia di perdere il mio bambino nel gabinetto ogni volta che devo andare a far la pipì. Il mio pessimismo ha raggiunto vette altissime in quel periodo. Non riuscivo a cullarmi nel pensiero che presto avrei avuto un altro bambino (sì, stavolta sarebbe stato un maschio) tra le mie braccia, non volevo sentirmi incinta. A chiunque nominasse la gravidanza rispondevo urlando, sicuramente non è stato un periodo facile per nessuno. Edoardo (a sentire il sesso dei miei figli sono bravissima!!) è stato "riconosciuto" da sua madre verso le 25 settimane di gravidanza. Anche i vestiti premaman, mi rifiutavo di metterli e andavo in giro con i pantaloni aperti. Quando finalmente è passa-

ta la paura di perderlo mi sono concentrata sul parto, sentivo il bisogno di leggere e documentarmi per arrivare pronta al parto e non rischiare di venir travolta da falsi allarmismi dei medici che tendono a fare cesareo su cesareo. Ma le sorprese sono sempre in agguato e alla 32ª settimana Edoardo era podalico. Sapevo già che se Edoardo non si fosse girato probabilmente sarebbe nato anche lui con taglio cesareo, ma stavolta non avrei lasciato nulla di intentato. Mi sono buttata a cercare statistiche sulle manovre di rivolgimento, ho scritto a medici e ostetriche in tutto il mondo, ho provato l'agopuntura, i massaggi, la luce puntata sul basso ventre, ho parlato con mio figlio, ma nulla. Pian piano tutte le porte mi venivano chiuse in faccia. La manovra di rivolgimento su una precesarizzata non è consigliabile per di più Edoardo era troppo grosso e le gambe erano messe in posizione non idonea per la manovra. Tutte le mie ricerche mi avevano però fatto maturare la scelta di rispettare i tempi di mio figlio, non avrei programmato nulla, sarebbe nato quando era il momento. Così è stato, la data presunta del parto era per il 4 luglio. I primi 10 giorni di giugno sono andata al mare con Chiara, sole solette io e lei prima dello scossone dell'arrivo del fratello, poi lei è stata al mare ancora 1 settimana con la nonna mentre io sistemavo casa dopo che erano passati gli imbianchini. Domenica 19 giugno alle 8 di sera sono andata a prendere Chiara, mia madre e mia nonna alla stazione, abbiamo cenato tutti insieme e poi io mi sono stesa sul divano mentre Lloyd rassettava. Nel pomeriggio avevo perso un po' di tappo e ora avevo un po' di mal di pancia. Poi ho deciso di preparare la borsa per l'ospedale. Mancavano ancora i vestiti per Edoardo che avrei comprato l'indomani. Ma alle 3 di notte sento un "ploff" e inondo il letto. Si sono rotte le acque!!! Ho svegliato Lloyd, ho chiamato mia madre e mio fratello perché venissero da Chiara e Lloyd ha pre-allertato l'ospedale che stavamo arrivando. Mi viene sempre da ridere a ripensare a mio fratello che al telefono al mio "mi si sono rotte le acque" mi risponde "e adesso cosa si fa??"e a Lloyd che in mutande e con le chiavi della macchina in mano mi dice: "Ok, siamo pronti. Andiamo!". In macchina è stato bellissimo. Per strada non c'era nessuno, io ho avvisato le mie amiche che c'eravamo, a uno dei pochi semafori rossi che abbiamo trovato abbiamo deciso il nome, e mi sono assaporata gli ultimi momenti da panciona. Le acque erano leggermente tinte, ma la situazione sembrava sottocontrollo per cui mi hanno attaccata al monitoraggio con l'idea di aspettare la mattina. Edoardo intanto si muoveva come un matto e io speravo nella tanto agognata capriola, sentivo dei movimenti forti, alcuni dolorosi, alle 7 del mattino hanno iniziato a prepararmi per l'intervento e sul tracciato è apparsa la prima contrazione. Debole, debolissima, ma quanto mi ha riempito di gioia: finalmente avevo una vaga idea di cosa si sente! In sala operatoria ho chiesto che controllassero la posizione, ma nulla era cambiato. Edoardo è nato alle 8 di mattina del 20 giugno. Era effettivamente grosso, quasi 4 kg, e tutto peloso. Stavolta l'amore assoluto per il mio bambino arriva subito, nonostante il caldo feroce e i pediatri che mi sgridavano. Io e lui stavamo benissimo attaccati: lui dormiva a koala sul mio busto e io lo guardavo ancora una volta incredula di quanta meraviglia ero riuscita a mettere al mondo per la seconda volta!!! Il tempo è passato, il rimpianto per non sapere com'è un parto naturale c'è sempre, ma la maggior consapevolezza che così è stato non perché mi è stato imposto ma perché io l'ho scelto reputandolo la cosa migliore per me e mio figlio date le circostanze me lo ha fatto digerire un pochino di più. L'aver allattato al seno entrambi i miei figli è stata poi la miglior medicina per non sentirmi una mammifera completamente fallita, e in un angolino del mio cuore sonnecchia la speranza che magari la prossima volta...

Giovanna

È difficile tornare indietro con la memoria a quasi quattro anni fa, ancora oggi rivivo le emozioni di allora e, purtroppo, non è tutto piacevole da ricordare.
Sofia è nata il 25 maggio 2003. Maggio… nella mia mente un mese pieno di fiori, gioia e allegria… e io aspettavo con ansia di vedere il mio piccolo fiore di maggio.
16.05.2003
Mancava poco più di una settimana alla mia DPP (24 maggio), vado a visita dal mio ginecologo. La gravidanza, fin dall'inizio era stata "da manuale": non mi ero fatta mancare nausee, vomito, sonno catatonico, stanchezza cronica, bruciori di stomaco, difficoltà digestive, bisogno di fare pipì in continuazione, e tutti quei disturbi che infastidiscono la mamma ma di cui il pargolo neanche si accorge; dall'altra parte ogni genere di esame e di analisi era risultato sempre perfetto, la biometria fetale sempre corrispondente al mm all'epoca gestazionale: insomma, a parte le paranoie da primipara vicino alla DPP, ero davvero tranquilla. Il ginecologo mi fa l'ecografia, come al solito senza dire una parola, ma solo una serie indecifrabile di mugugni. Finito l'esame ci fa accomodare e ci comunica che la biometria della bimba (che fino ad allora aveva una

corrispondenza perfetta con l'epoca di gestazione) è corrispondente a un'età gestazionale di 37 settimane invece che di 38+6, e che ho la placenta al terzo grado di maturazione. Renato, mio marito, gli chiede preoccupato: "E questo cosa significa, dottore?" al che lui con fare sibillino risponde "... ehhhhhhhh... ... significa che se non cresce è inutile che stia lì... " e mio marito incalza "in che senso?" e lui "... ehhhhh... ... se deve stare lì senza crescere lo tiriamo fuori". Usciamo preoccupati e, per l'angoscia che mi sento addosso, non riesco neanche a parlare.
Com'era possibile che la mia bimba avesse avuto un rallentamento del genere, in un mese era cresciuta solo per due settimane. Cosa c'era che non andava, e cosa sarebbe successo?
La notte è stata un susseguirsi di incubi, risvegli e passeggiate: dal letto al soggiorno, alla cucina, di nuovo al letto, poi in bagno, ancora a letto, sul divano, alla finestra a guardare la notte.
Ora so che quella è stata la prima mossa del mio ginecologo, che mi avrebbe guidata per mano verso un cesareo.
20.05.2003
Dopo cinque giorni di angoscia, su indicazione del ginecologo vado in ospedale per un'ecografia. Me la fa un altro medico che, visti i precedenti, si preoccupa di rilevare le misure il più accuratamente possibile. Sorpresa (o magia)!!! La bimba è precisamente al millimetro come dovrebbe essere in base all'epoca di gestazione. Però, però, mi dice il mio ginecologo sembra che abbia un giro di cordone che le impedisce di scendere. Mah, sono troppo contenta per fermarmi a riflettere!! Faccio il monitoraggio e me ne vado a casa più leggera.
21.05.2003
Torno in ospedale per il monitoraggio, sempre su appuntamento preso dal mio ginecologo. Da un lato questo andare e venire dall'ospedale attenua un poco la mia impazienza, ma continuo a chiedermi perché tutti questi controlli e perché, soprattutto, il mio ginecologo neanche mi ascolta quando cerco di spiegargli che il mio ciclo prima della gravidanza era, in media di 30-32 giorni, e che quindi, a onor di logica la fecondazione sarà avvenuta con diversi giorni di ritardo rispetto a quanto diceva il suo regolo ostetrico, per cui, se non c'erano segni tangibili di travaglio imminente, pensavo io, non doveva essere chissà quale tragedia (sapevo che dovrebbe essere considerata a termine una gravidanza fino a 42 settimane, ma credevo che lo si potesse pretendere solo nelle favole).
22.05.2003
Vado a fare pipì e trovo una piccola quantità di una sostanza mucosa con

striature marroncine, mi dico: "Che non sia il tappo mucoso? Allora qualcosa si muove". Ero davvero molto impaziente di vedere la mia bambina e di diventare finalmente mamma. Era una cosa che desideravo ardentemente dall'adolescenza, era un sogno che stava realizzandosi, e io non stavo più nella pelle. Un po' agitata e tutta contenta telefono al ginecologo il quale mi dice di andare in ospedale a fare "un controllino". Renato non c'era, mi faccio accompagnare da mia sorella. Il ginecologo mi conferma che ho espulso il tappo mucoso. Mi visita "mmhhhm ... il collo dell'utero è pervio al dito, ma è ancora lungo... ". "E ora?" gli chiedo io "vieni a ricoverarti domani mattina alle 8 che facciamo la stimolazione", mi risponde. Nella mia impazienza e ingenuità assieme ero convinta che il medico mi dicesse così perché sicuramente la situazione sarebbe precipitata da un momento all'altro. Per la stimolazione, poi, non mi sono resa conto, e neanche sapevo in realtà, cosa potesse significare, per cui ho dato poca importanza alla questione: la mia bambina stava per nascere, tutto il resto restava un po' sfocato.

23.05.2003

Mi presento in ospedale con qualche minuto di ritardo, il mio ginecologo compila la cartella del ricovero. Sulla cartella clinica (che ho richiesto qualche giorno dopo le dimissioni, perché non mi capacitavo di quello che era successo) alla voce 'sintomatologia all'atto del ricovero' scrive: "Si ricovera con qualche dolore al basso ventre e ai lombi, riferibili a probabile inizio travaglio di parto". Per la cronaca io non avevo nessunissimo dolore che potesse anche lontanamente essere ascritto a inizio di travaglio. Solo qualche piccolissima fitta e qualche occasionale indurimento del pancione. Mi mandano a cambiarmi e poi mi spediscono in cardiologia per l'elettrocardiogramma (ma, ora che ci penso, quando mai si fa un elettrocardiogramma a una persona che va a partorire? Magari per un'operazione...). Dopo un po' arriva l'ostetrica e mi applica il prepidil. Passano le ore e non succede niente. Comincio un po' a seccarmi.

Passeggiate, monitoraggi, visite, visite, monitoraggi, passeggiate. Mi passa per la testa che, chissà, forse non era poi necessario che mi ricoverassi con tanta urgenza. Intanto alle 18,30 il collo dell'utero si è ammorbidito e va centralizzandosi, dilatazione neanche 1 cm. Arriva la sera e intanto aspetto, mi visitano e non è cambiato niente. Passa la notte (insonne per via del letto scomodo). La mattina del 24 (oggi è la mia DPP) è ancora tutto uguale. Mi applicano il propess e riprendo ad aspettare che succeda qualcosa. Intanto sono davvero stanca, ho alle spalle una giornata di passeggiate e tensione e una notte insonne. Ma continuo a

passeggiare, chissà che non succeda qualcosa. E mentre passeggio rimugino. Ma perché mi ha fatto ricoverare? Che urgenza c'era? Non ero arrivata neanche a 40 settimane...
All'ora di pranzo arriva Renato e gli dico che ho deciso! Se non succede niente entro stasera me ne vado e torno quando succede qualcosa. Purtroppo la mia presa di coscienza è arrivata troppo tardi: tempo poche ore comincio a perdere liquido: mi si sono rotte le membrane. Ormai come me ne vado? Che delusione, pensavo già di tornarmene a casa mia e di dormire nel mio letto! Ma da un lato mi si accende un barlume di speranza, forse ora qualcosa si muove.
Diventa buio, fa caldo. Comincio ad avere qualche dolore. Vediamo se riesco ad applicare la respirazione del corso pre-parto. Strano, non funziona. Riproviamo. Niente. Intanto i dolori aumentano. Alle 23 vado nella saletta delle ostetriche a chiedere aiuto, non so neanche io cosa voglio: sono sola, inesperta, dolorante, spaventata. E, soprattutto, mi sento a disagio, vorrei solo essere a casa mia. Trovo due ostetriche una delle quali mi dice: "Embè, che vuoi, sono i dolori! Non hai fatto la respirazione al corso pre-parto? E allora? Applicala!". A me viene da piangere, l'ostetrica si impietosisce e mi aiuta a respirare: funziona! Così funziona, mi sento un po' rinfrancata e me ne torno in camera. Passano le ore, i dolori diventano più forti, più ravvicinati, ho tanto sonno, ma non riesco a dormire, perché se mi addormento la contrazione fa più male. Sono distrutta, la stanchezza, accompagnata dal dolore, mi porta in una sorta di stadio di semi-coscienza, perdo contatto con il mondo, mi sento come in trance. Il tempo passa e non posso fare altro che contorcermi nel letto o piegarmi in due nel mezzo del corridoio. Le contrazioni mi prendono la schiena. Sembra che questa notte duri in eterno.
25.05.2003
Vedo spuntare l'alba, e questo mi porta un po' di speranza. Aspetto ancora che qualcuno si svegli: arriva l'ostetrica, mi fa il monitoraggio e mi visita: testa alta, collo dell'utero posteriore, 2 cm di dilatazione. Ma come, solo 2 cm? Mi viene da piangere. Nel frattempo arriva il mio ginecologo (che non è di turno, ma è venuto apposta per me, che felicità!) e cerca di convincermi a optare per il cesareo: "Io te lo consiglio, guarda come sei, non sopporti più il dolore e ancora sei a 2 cm. Come pensi di arrivare alla fine?". "No, no", continuo a dire io, e lui, indispettito, se ne va, salvo poi tornare, più mellifluo di prima: "Ma guardati, non ce la fai più, stai morendo dal dolore... e poi la bambina è troppo alta, c'è questo giro di cordone che probabilmente le impedisce di scendere" e io conti-

nuo a rispondere di no. Si fanno le 8, prendo il cellulare ed esco fuori dal reparto per non farmi sentire. Chiamo Renato piangendo, lui si spaventa e cerca di tranquillizzarmi. "Mi tagliano, lo so che questi alla fine mi tagliano", gli dico tra le lacrime. Mi dice: "Il tempo di uscire e sono lì". Conto i minuti, e intanto i dolori continuano. Non entro in reparto per paura di essere raggiunta di nuovo dal ginecologo. Arriva Renato, ha appena il tempo di salutarmi e di sconvolgersi per le mie espressioni di dolore, che il ginecologo se lo prende in disparte. Quando torna mi dice: "Ma sei sicura?". Quell'infame di medico ha fatto leva sul suo dispiacere nel vedermi soffrire e sul fatto che la bimba è bloccata dal cordone e gli ha prospettato una via d'uscita rapida. A questo punto non riesco più a combattere, che cesareo sia!. Mi preparano, firmo, quando stanno per portarmi in sala operatoria il ginecologo mi visita di nuovo (vai a vedere perché), "Ah, siamo a 3 cm… vabbè, tanto… ". Arrivo in sala operatoria quasi incosciente: tremo per il dolore, la paura e il freddo e non riesco a controllare il mio corpo, tutto intorno mi gira ed è confuso, prego che tutto questo incubo finisca. Arriva l'anestesista e mi chiede: "Spinale o generale?", non riesco a parlare, sento la mia voce dire: "Ho mal di schiena", e lui: "Allora generale". Ricordo solo il momento in cui ho iniziato a non sentire più il dolore e il freddo, il mio corpo che si rilassava, e ho pensato "meno male". Poi niente. Ho ripreso coscienza ma non riuscivo a muovermi né ad aprire gli occhi. Avevo un tubo in gola, ed ero terrorizzata dal pensiero che mi fossi svegliata quando l'operazione non era ancora finita. Allora, con tutte le mie forze ho cercato di sputare il tubo, e così si sono accorti che avevo ripreso coscienza. Poi mi sono riaddormentata. Intanto Renato, vedendo uscire il medico dalla sala operatoria gli chiede notizie: "Tutto bene, tutto bene", "E il giro di cordone?", chiede, "No, non c'era… ".

Mi sono risvegliata perché due inservienti stavano cercando di mettermi sul letto tirandomi per i piedi e le braccia e mi tiravano la ferita che mi faceva un male cane. Ho fatto un urlo talmente forte e disumano che mia sorella che aspettava nel corridoio è scoppiata a piangere. Gli effetti dell'anestesia si sono fatti sentire ancora per diverse ore, stavo spesso in dormiveglia, non mi potevo muovere per il catetere e per la flebo (mi avevano piazzato l'ago cannula per la flebo proprio nell'incavo del gomito). Non so quanto tempo era passato quando ho visto una donna entrare in camera spingendo una culletta di metallo. Lì dentro, addormentata, c'era il mio piccolo fiore di maggio.

La mia seconda gravidanza è stata fortemente voluta, anche se pochissi-

mo desiderata, visto che appena ho smesso di prendere la pillola, alla prima ovulazione l'inquilina si è installata.
Dopo le prime settimane di euforia, però, la depressione che mi aveva assalita dopo il cesareo e che in un anno e mezzo non mi aveva mai abbandonata, è tornata più devastante. Man mano che il tempo passava mi sentivo sempre più infelice, demoralizzata, disperata. Dopo ogni controllo, visita, ecografia, esame, prelievo, insomma dopo ogni atto concreto che mi ricordava la mia gravidanza piangevo per i successivi sei o sette giorni. Anche se non arrivava a essere cosciente, tutto questo era causato dal non riuscire ad accettare un altro cesareo che mi veniva prospettato come praticamente inevitabile. Spesso, troppo spesso avevo voglia, specialmente durante le mie crisi di pianto, di scappare, andarmene lontano, andare via da tutto e da tutti, di lasciarmi alle spalle anche mio marito e mia figlia, di abbandonare il mio pancione che continuava a crescere inesorabile e mi faceva sentire sempre peggio. Ero disperata e terrorizzata, e la cosa che mi spaventava più di ogni altra era che sentivo di non amare la bimba che viveva dentro di me, e me ne sentivo profondamente in colpa, ma non riuscivo a sentirla mia, era un corpo estraneo dentro il mio. Intanto avevo deciso, razionalmente, di lottare con tutte le mie forze per tentare un parto naturale. Il ginecologo che mi seguiva dall'inizio della gravidanza faceva finta di accontentarmi dicendo che avrei potuto tentare un travaglio di prova, ma poi, ogni tanto se ne dimenticava e mi parlava del cesareo che mi avrebbe fatto. Già dal secondo mese cercavo, mi informavo, chiedevo, telefonavo nella speranza di trovare un ginecologo favorevole al parto vaginale dopo un cesareo. Ma la risposta era una: "Assolutamente no! E non troverà nessuno disposto a lasciarglielo fare!".
Ero al settimo mese inoltrato quando ho incontrato per la prima volta il ginecologo che avrebbe cambiato il corso della mia vita che, ormai, sembrava obbligata a riservarmi solo tagli sulla pancia.
Entro nella stanza e lui, sbrigativo, mi chiede perché sia lì. In poche parole gli spiego che ho subito un cesareo immotivato e che vorrei partorire, se possibile, la mia bambina. Mi dice: "Vediamo...", dirigendosi verso il lettino. Prende la sonda dell'ecografo, mi spalma la pancia. "Mmmhh... liquido abbondante... Placenta in ottime condizioni... Feto nella norma... Signora, lei vuole partorire?".
"Sì...", gli rispondo, e lui "... e che problema c'è?". Tornando a casa, in autostrada, non riuscivo a trattenermi dalla gioia avrei voluto parlare, parlare e parlare, ma non sapevo cosa dire... mi sentivo al settimo cielo,

mi sentivo leggera, euforica, assaporavo il piacevole gusto della speranza. Il 28 agosto 2005 (DPP) vado in ospedale per il monitoraggio, il dottore mi fa un'ecografia, mi chiede se noto segnali premonitori e poi mi dice di andare e se non fosse successo niente prima, di tornare giovedì primo settembre. Torno in ospedale, monitoraggio, ecografia, tutto a posto. Il ginecologo mi dice, se non fosse successo niente prima di tornare il lunedì successivo, 5 settembre. Il 4 settembre 2005 durante la notte, sarà stata mezzanotte, le due, o forse anche le tre, non saprei dire, nel sonno comincio ad avvertire dei dolori, fastidiosi sì, ma sopportabili, simili a un mal di pancia di media entità. Ma io sono molto stanca, durante l'ultimo mese ho sofferto di insonnia, e di giorno il caldo allucinante mi stronca, non riesco neanche ad alzarmi in piedi dal divano, una tortura. E infatti, per quanto i dolori mi infastidiscano, e li avverta nel dormiveglia, non riescono a svegliarmi. Mi sveglio, con l'ennesima contrazione, verso le cinque, vado in bagno, pensando a un comune mal di pancia, ma ci vuole poco per rendermi conto che la causa è decisamente un'altra. "Va bene", penso, "torno a dormire, non c'è fretta". E infatti riesco a dormire, nonostante qualche contrazione che ogni tanto mi sveglia del tutto, fino alle otto. Mi alzo, ma non dico niente: Renato è un tipo che si agita facilmente e io non vorrei andare in ospedale troppo presto. Preparo la colazione a Sofia, la lavo, la vesto. Mi lavo e mi vesto anch'io. Renato si accorge che sono un po' strana (anche se quando sento arrivare la contrazione vado nell'altra stanza per non farmi vedere). A quel punto gli dico che ho dolori che durano da quasi tutta la notte. Mi chiede: "Ma sono forti?", e mentre sto per rispondergli di no, mi arriva un contrazione che gli risponde di sì! Come volevasi dimostrare mi insiste per andare in ospedale: tempo mezz'ora usciamo di casa, la valigia era già in macchina da qualche giorno, e ci avviamo verso l'autostrada. In macchina chiacchieriamo un po', mentre le contrazioni, che prima erano regolari e ravvicinate, vanno e vengono. Comincio a demoralizzarmi un po', potevo restare ancora a casa, ma ormai sono qua. Arriviamo in ospedale e, appena scendo dalla macchina le contrazioni riprendono. Renato va a parcheggiare e io intanto salgo in reparto. Infilo il corridoio e punto l'unico medico in vista, che sta giusto litigando con un marito. "Bene", penso, anche perché so che questo medico è piuttosto attaccabrighe. Mi avvicino in preda ai dolori di schiena e lui mi fa: "E tu che vuoi?", gli rispondo: "Ho dolori", al che mi chiede a che settimana sono e quando gli rispondo alla 41ª mi dice: "Eeeeeeh e allora ti devi ricoverare!!!" (... ma perché, secondo lui che cosa ero andata a fare in ospedale?).

Solito iter, cartella del ricovero, mi assegnano il letto, mi cambio e aspetto. Renato è lì con me. Resterà quasi tutta la giornata a tenermi compagnia, ma c'è Sofia che lo aspetta a casa dei nonni, non può farla sentire abbandonata!!! Il tempo di andare lui e darsi il cambio con la bimba, arrivano i miei. Esco fuori dal reparto perché non è più orario di visite e, anche se il reparto è quasi vuoto, non è il caso di disturbare chi c'è. Intanto, durante tutta la giornata le contrazioni vanno e vengono, in alcuni momenti penso che ormai è fatta, non si torna più indietro; in altri momenti sembra che, invece tutto taccia, e che ci sia ancora da aspettare chissà quanto tempo. Intanto mi faccio portare un gelato dai miei e lo mangio mentre mi assaporo, contemporaneamente, quelle che poi scoprirò essere le prime contrazioni definitive. Da quel momento non avrò più tregua. Quando i miei vanno via è ormai sera inoltrata, saranno le 22/22,30, mi trovo sola, e mi ritrovo a pensare a una notte simile di due anni prima, quella che poi, alle 10 del mattino successivo era finita in cesareo. Le contrazioni si fanno più forti, le fitte lancinanti alla schiena non mi danno tregua in nessuna posizione. Passeggio avanti e indietro per il corridoio. In giro non c'è anima viva. È destino che mi debba trovare sempre sola, a questo punto? Il dolore mi pesa ancora di più perché non ho distrazione, e anche la stanchezza e il sonno cominciano a farsi sentire. Vado avanti e indietro per il corridoio, ripercorro a memoria ogni singola mattonella... ma quando passa questa notte? Sono immersa nel silenzio e nella solitudine, ogni tanto mi affaccio nella guardiola delle infermiere e vedo qualche infermiera e qualche ostetrica che sonnecchiano. Beate loro! E mi fanno quasi rabbia, io qua a soffrire e sentirmi spaccare in due e loro là a dormire! Entro in camera, ma non voglio fare rumore, c'è una ragazza che ha partorito il giorno prima con la sua bimba e stanno dormendo. Provo a mettermi sul letto, mi si chiudono gli occhi, ma le contrazioni non mi permettono di prendere sonno. Questa notte sembra infinita. Esco e trovo l'ostetrica di turno che mi chiama per vedere a che punto sono. Le dico che ho dolori forti e che mi sento spaccare la schiena, e lei mi fa: "... e ancora non sei neanche in travaglio!!!". Che bella notizia! penso. Ritorno in corridoio ed esco fuori, sul balcone muovendomi con estrema cautela per non correre il rischio di fare rumore. Finalmente aria fresca! Decido di darmi dei termini di tempo, per cercare di sopportare un po' meglio il dolore. Decido di stare lì fuori per mezz'ora. Mezz'ora uguale quattro o cinque contrazioni. Dolore!! Rientro e riprendo il mio pellegrinaggio nel corridoio deserto, avanti e indietro. Passando davanti alla guardiola incrocio lo sguardo

dell'ostetrica la quale, forse, si impietosisce e mi dice: "Vieni che diamo un'occhiata". Mi dice: "Sei a due cm. Ora sei in travaglio"
Finalmente!!! Saranno circa le 3. Il resto della nottata deve essere passato nello stesso modo, ma forse più velocemente, perché me ne ricordo poco. La dilatazione procede lentamente, un'ostetrica arriva e mi dice che è meglio bucare le membrane. Alle 6 l'ostetrica mi dice di trasferirmi in sala travaglio. Prendo il mio telefonino e chiamo Renato, quindi lo appoggio sul comodino, pensando che sarei tornata subito, non sapendo che mi avrebbero fatto restare lì. Da qui in poi i ricordi sono molto confusi, so che a un certo punto è arrivato Renato e che è arrivata anche mia madre e che ho pregato Renato di tenerla lontana da me (mia madre). Ricordo solo di essermi trovata per ore in una specie di trance, interrotta dalle stilettate lancinanti delle contrazioni che mi infilzavano la schiena. E poi ricordi confusi, me che chiamavo il mio ginecologo urlando, me che li pregavo di farmi l'epidurale e loro che facevano finta di niente. Credo che mi abbiano fatto degli antidolorifici. Ricordo che, arrivata a 5cm, dopo due ore ero ancora ferma. E che l'ostetrica mi ha proposto la dilatazione manuale. Un dolore lancinante, ma volevo che qualcosa succedesse. Non sarei riuscita a reggere psicologicamente se qualcosa non si fosse mosso. La dilatazione riprende, nel giro di poco sono a 7 cm. Meno male, ci siamo quasi. Il tempo passa, ma non ne ho misura, vivo in un limbo di dolore e tutto è irreale, mi trovo in un universo parallelo. Sono così esausta che tra una contrazione e l'altra mi assopisco, ma vengo sorpresa dalla contrazione successiva. Non vedo fine, mi sembra che non ci sia vita per me, oltre questo, mi sembra che questa sofferenza atroce sarà eterna. Mi accorgo che il mio ginecologo fa un cenno all'ostetrica (un esile angelo biondo) poi si avvicina e le chiede: "C'è la possibilità di fare una doccia?" lei risponde di sì. Mi accompagna, mi stempera l'acqua e mi aiuta a spogliarmi e a entrare nel box. Appena l'acqua calda mi tocca mi sento rivivere, riprendo coscienza di me stessa, riprendo il controllo di me stessa, con l'aiuto dell'ostetrica che mi guida, controllo, con il respiro, il dolore a ogni contrazione. Ora si che si ragiona!!! Purtroppo non posso stare a mollo fino alla fine e dopo una mezz'ora devo uscire. Torno in sala travaglio. Dopo un po' c'è il cambio turno e il mio angelo esile mi dice, dispiaciuta che non potrà esserci, e che le dispiace tanto perché sono davvero quasi pronta. Arriva l'ostetrica del turno successivo. Nel frattempo ho ricominciato a sorbirmi tutti i dolori e mi sento arrabbiata come una iena. Tra l'altro la nuova ostetrica, a occhio, non mi ispira, è un po' brusca. Arriva la ginecologa di turno e l'ostetrica le lascia la postazione perché

possa visitarmi. Io già sono insofferente, poi ho perso i freni inibitori e mi dovrei sorbire un'altra persona che mi vuole visitare nel bel mezzo del dolore lancinante della contrazione? Giammai!! Mi rifiuto! La caccio e le dico che non voglio che mi tocchi. Ormai sono proprio andata, non riesco più a controllarmi e a rispondere di me. Questa è la goccia che fa traboccare il vaso, comincio a ribellarmi a tutti quelli che mi si avvicinano, che vogliono visitarmi (sono sorvegliata speciale, sento che bisbigliano "precesarizzata" tra di loro). Alla fine la dottoressa riesce nel suo intento, con non ricordo quale compromesso. L'ostetrica va e viene (c'è un gemellare nell'altra sala travaglio) e la segue lo stuolo delle allieve ostetriche. Intanto un po' cammino, un po' mi sdraio, ogni tanto mi fanno coricare sul letto per mettermi il monitoraggio. Io continuo a essere insofferente. Renato, vedendomi allo stremo (in condizioni normali sono una persona molto misurata), ha la pessima idea di uscire per andare a parlare col mio ginecologo. Io, che ho avuto forza da lui, da quando è arrivato, per sopportare ogni singola contrazione, non trovandolo più perdo completamente la bussola. All'ennesima contrazione senza la possibilità di attaccarmi alle sue mani, mi stacco il monitoraggio, salto letteralmente giù dal letto (l'ostetrica, atterrita: "Nooo ferma, non fare così che ti fai male!") e mi avvio verso la porta. Mia madre, l'ostetrica, le cinque o sei allieve mi corrono dietro, mia zia, da fuori si avvicina, arrivano due ginecologi. Io intanto mi appoggio al muro sotto l'ennesima contrazione. L'ostetrica mi fa: "Ma dove vai?" e io: "Me ne vado, me ne vado". E sono seriamente intenzionata, nella mia irrazionalità, ad andarmene, come se, uscendo da lì, tutto finisse, la sofferenza rimanesse là dentro. Intanto l'ostetrica mi trattiene (anche se non potrei andare lontano, ogni due passi una contrazione!) e dice: "Ma come te ne vai, dove vuoi andare?" e io: "No, no, me ne vado, me ne voglio andare". Altra contrazione, mi appoggio allo stipite della porta dell'atrio del blocco parto. E l'ostetrica: "Ma dove credi di andare, che sta nascendo?", "No, no, me ne vado", anche se sento che ha ragione, mi sento scendere tutto verso il basso, premere e sento che il mio utero spinge da solo per farla uscire. "Sta nascendo, così fai del male alla tua bambina", "Non la voglio, me ne voglio andare!". Altra contrazione e mi appoggio al carrello con i ferri che è lì vicino. Arriva il mio ginecologo (che poi è il primario) e l'ostetrica, imbarazzatissima, gli comunica che ci siamo. Allora mi dicono di spostarmi in sala parto. No, mi impunto come un mulo! Non ci voglio andare, io me ne vado! Non voglio che nasca! Non la voglio! Insomma, alla fine mi convincono a entrare in sala parto, ma non ho nessuna intenzione di salire sul lettino. Ancora lotte, alla fine, sotto lo sguardo sbigottito delle allieve (che, sicuramente non avevano mai assistito a niente del genere) salgo sul lettino. Sorpresa! Non ho più contrazioni! Meno male penso io irrazionalmente, finalmente un po' di tregua, era ora! Tutti gli altri, invece si allarmano, arriva il ginecologo e ordina 5 minuti di ossitocina. Non c'è verso di convincermi a farmi infilare l'ago. Alla fine cedo. Ricominciano le contrazioni, l'ostetrica mi dice di spingere, io non ho nessuna intenzione di farlo. Intanto dopo una, due, tre contrazioni, sono io che ora voglio spingere. Non riesco a trattenermi, è una forza sovrumana quella che mi impone di spingere, anche se, ormai le mie forze sono al lumicino. L'ostetrica mi dice che sono brava, di continuare, di spingere, ma dopo un po' non ce la faccio più e le spinte non sono più efficaci. Raccolgo un po' di forze e ricomincio, e intanto penso: "Possibile che ancora non si vede niente?", dopo poco sento un'allieva ostetrica che esclama: "Quanti capelli!" ... "Ma che fai mi prendi in giro?", chiedo e lei: "No, sul serio". Penso, allora ci siamo, manca poco, ce l'ho quasi fatta, devo raccogliere le ultime forze. Sento l'ostetrica che dice: "Dai che sta nascendo!", una o due spinte e sento il corpicino caldo e morbido sgusciare dal mio corpo. Me la mettono sulla pancia pochi secondi, è un po' violetta. Non sento più la stanchezza, la fatica, mi sento una leonessa, forte, immensa. Dopo mezz'ora di spinte e oltre dodici ore di travaglio, alle 15,30 è nata Silvia. La guardo, e in questo preciso istante inizio ad amarla, come non ero riuscita a fare per questi lunghi mesi, ora lei è davvero la mia bambina, e io sono davvero me stessa. Forse è questa l'essenza del dare la vita. E oggi assieme a lei sono nata di nuovo anche io.

Gessica

Era la mia prima gravidanza (e per ora ancora l'unica), durante i nove mesi non ci sono stati problemi rilevanti, a parte piccole contrazioni per le quali ho preso la Vasosuprina (smessa poi alla 32ª settimana). Non avevo paura del parto e mai e poi mai avrei pensato che avrei partorito con TC.

La data presunta del parto era per il 21 novembre 2005.

Ma ecco come è andata:

La sera del 16 novembre inizio ad avvertire qualche dolorino, tipo mestruale, al che penso: "Forse è bene chiudere la valigia", dopo di che vado a letto. La notte passa tranquillamente; un paio di volte mi sveglio per il dolore (ancora sopportabilissimo).

La mattina seguente mi alzo e vado da Jo, il mio parrucchiere. Verso

mezzogiorno torno a casa, ho una gran voglia di spaghetti al sugo, li preparo e mangio. Poi come tutti i giorni mi sdraio sul divano a vedere la TV, ma intorno alle 15 ricominciano i doloretti, come la sera precedente. Questa volta, però, non passano dopo mezz'ora e mi rendo conto che forse qualcosa si smuove ma non ne sono convinta al punto tale da chiamare il mio ginecologo. Vista la frequenza inizio ad appuntare su di un blocco gli intervalli tra una contrazione e l'altra: variano tra 4 e 10 minuti però sono ancora molto sopportabili e non sono lunghe.
Ore 16,30 circa mi chiama mia zia, mi chiede come sto e mi dice: "Ma non ti senti bene? Hai una voce strana". Le rispondo che effettivamente ho qualche dolore alla pancia e alla schiena, mi convince a chiamare il ginecologo. Provo diverse volte per circa un'ora ma il suo telefono non prende, allora chiamo Stefano (mio marito), gli spiego la situazione e lui si precipita a casa. Quando arriva sono le 17 riprovo con il ginecologo... finalmente risponde, mi dice di andare subito in clinica.
Emozionata decido di farmi una doccia mi preparo e parto. Sono contenta e più tranquilla perché so che lui è di turno di notte (che bello avrò il mio ginecologo accanto!)
Ore 18 arrivo in clinica. Mi accoglie un'infermiera e mi porta alla sala visite, c'è una ginecologa giovanissima (33 anni al massimo) mi visita e questo è il responso: "Collo quasi appianato, testa molto impegnata, dilatazione 1 cm", mi chiede da chi sono seguita e le rispondo... Lei mi dice: "Bene", e rivolgendosi all'infermiera: "La ricoveriamo cosi il dottore se la coccola un po'".
Mi assegnano il letto mi fanno ben 3 clisteri, il tempo di liberarmi e poi mi portano nella stanza del monitoraggio, lì c'è un'ostetrica che guardandomi mi dice: "Tu non mi convinci! Secondo me non ci siamo. Prova a mangiare un cioccolatino"; seguo il consiglio, dopotutto le contrazioni ci sono ma sono solo preparatorie (almeno questo è quello che penso io, infatti col senno di poi credo che mi abbiano ricoverato perché la testa di Giulia era molto impegnata), loro però credono che il parto si evolverà molto velocemente allora mi assegnano la stanza mi fanno mettere la camicia da notte, preparare le mutandine di rete, il mega assorbente e il cambio completo per la bimba. Cambiatami e raccolto il tutto mi riportano in sala monitoraggio (o sala travaglio), l'ostetrica non è più quella di prima, visitina... (questa volta con il mio ginecologo presente) niente di nuovo, solo collo dell'utero un po' più morbido. Si va avanti cosi per un bel po': monitoraggi, visite a intervalli di un paio d'ore e lunghe passeggiate per il corridoio attaccata a Stefano che mi sorreggeva a ogni contra-

zione.
Verso le 2 decidono di mandare a casa mio marito dicendogli che tanto fino a all'indomani non se ne parla. Rimango sola nella stanza del monitoraggio. E tra una contrazione e l'altra (dolorose ma sempre sopportabili) sento (e intravedo) un gruppo di ostetriche parlottare tra loro, una dice: "Ma quella in sala travaglio di chi è?" e Y… (l'ostetrica dolcissima e carinissima che mi aveva in "custodia") risponde: "È del Dott… la sto seguendo io ora", e l'altra ribatte: "Ma è in travaglio?", e Y… risponde: "Testa impegnata, qualche contrazione non ancora efficace, 1-2 cm di dilatazione", e di nuovo l'arpia: "Ma allora cosa ci fa in sala travaglio, per occupare il letto? Rimandala in stanza!" (ci sono due sale travaglio con 5 letti in tutto e solo io in pre-travaglio).
Y… mi viene a prendere e mi porta in stanza, nella mia stanza siamo in tre, (una aveva partorito con cesareo il giorno prima e l'altra era ricoverata per dei controlli). Le contrazioni continuano sempre allo stesso modo ma io cerco di non lamentarmi per paura di disturbare. Verso le cinque un'altra ostetrica (Y… aveva finito il turno) mi porta in sala visita … nulla, tutto come prima e decidono di portarmi a fare un monitoraggio. Mentre mi preparano arriva Stefano, le contrazione anziché aumentare sembrano essersi rallentate, sono fortine ma brevi e più distanziate. Si riparte si torna in stanza, hanno deciso di aspettare il giro visite così il primario deciderà sul da farsi.
Ore 10 arriva il primario mi visita e mi dice: "Come va?". Gli rispondo che ho qualche dolorino e se ne va. Poco dopo ritorna l'ostetrica e mi dice di andare in sala visite, (ma come mi dico l'ho appena fatta?). La sala visita è occupata, ci sediamo e lei mi chiede: "Come ti senti?". Le rispondo che ho sempre gli stessi dolori ma che non sono cosi forti come immaginavo, allora lei mi risponde: "Infatti questi sono solo i prodromi, non sei ancora in travaglio attivo". Si libera la stanza, nella sala visite c'è di nuovo il primario e mi dice "Signora ora le diamo una mano noi". Mi portano in sala travaglio e mi attaccano la flebo di ossitocina, arrivano le contrazioni, sono forti, talmente forti che inizio a piangere dal dolore (non sopporto nemmeno mio marito che mi fa coraggio). Dopo 15 minuti di flebo arriva l'ostetrica, controlla il tracciato e se ne va, ritorna accompagnata da un dottore (molto giovane), anche lui controlla il tracciato, poi mi guarda e mi dice: "Signora facciamo il cesareo, il tracciato evidenzia sofferenza, anche i tracciati precedenti non erano molto differenti da questo, sospendiamo l'ossitocina aspettiamo una mezz'ora se non cambia nulla la portiamo giù in sala

operatoria", io scoppio in un pianto a fontana e lui indifferente mi dice: "Ma cosa piange?", "Non voglio il cesareo" gli rispondo e lui ancora: "Ma che cosa le cambia, deve stare solo un giorno in più in ospedale" alza i tacchi e se ne va.

Arriva il mio ginecologo, che era ancora in clinica per le visite private, viene finalmente a coccolarmi (forse un po' troppo tardi), non dimenticherò mai il suo sguardo tra l'arrabbiato... e il dispiaciuto. Mi fa forza e mi dice che starà tutto il tempo con me in sala operatoria. Io gli dico che non lo voglio fare il cesareo, lui mi chiede perché e gli rispondo che non voglio flebo catetere e quant'altro (solo ora so che quello erano il minimo paragonati al rischio di TC), mi tranquillizza dicendomi che non me li farà mettere, che non è obbligatorio per tutti (ovviamente sapeva che mi stava mentendo).

In questo momento per me terribile, ringrazio Dio di avermi dato un marito così speciale, lui sapeva, capiva quel senso di sconfitta che stavo provando, sapeva quali erano le mie aspettative e cercava di darmi forza raccontandomi che anche la moglie di uno con cui aveva parlato in corridoio aveva fatto il mio stesso percorso e anche lei non ce l'aveva fatta e sono dovuti ricorrere al cesareo (soltanto il giorno dopo ho saputo che non era vero, alla fine ha avuto un parto vaginale).

Non mantengono la promessa, non aspettano, dopo 10 minuti ritorna l'ostetrica e mi dice: "Andiamo!", io le dico: "Ma non è ancora passata mezzora!", tira fuori un rasoio. "La devo preparare, le faccio la depilazione", mentre mi depila arriva un'altra ostetrica e le due iniziano a parlare e una dice all'altra: "Certo che C... (il ginecologo che mi doveva fare il cesareo) è proprio fuori! Lo sai che si è messo a strillare - ma mi portate giù quel benedetto cesareo!?". Ecco il benedetto cesareo ero io, era la mia bimba che doveva nascere, ero un numero.

Finita la depilazione mi alzo dal letto e lei mi dice: "Ce la fai da sola o prendo la sedia a rotelle?" io la guardo, sono stravolta ho ancora le solite e sempre uguali contrazioni, mi riprendo un po' della mia dignità e le rispondo: "Vengo da sola".

Con la mia camicia da notte e le pantofole addosso, con le mutandine di rete e l'assorbentone sotto il braccio mi dirigo verso l'ascensore (fermandomi quando mi prende una contrazione), passo davanti ai miei genitori e ai miei suoceri che mi guardano compassionevoli e io mi sento morire, mi sento svuotata anche se Giulia è ancora dentro me. Ho perduto; non ne esco vincitrice ma vinta, ma la cosa più triste è che ero talmente frastornata da non aver rivolto un benché minimo pensiero alla mia bimba

che comunque sia stavo per incontrare.
Entro con le mie gambe in sala operatoria con l'ostetrica accanto, mi accolgono gentili mi fanno mettere seduta sul lettino operatorio e iniziano le procedure per l'anestesia epidurale; io non smetto di chiedere in continuazione: "Avete fatto… avete fatto, quanto manca?".
Arriva il mio ginecologo, ne sono contenta, mi inizia ad accarezzare il viso e la testa, è dolcissimo, mi tranquillizzo un po'. L'anestesista per distrarmi inizia a chiedermi se sono tifosa e per quale squadra tifo, gli rispondo ma il mio pensiero è altrove.
Guardo il soffitto, mi volto verso la parete e mi accorgo delle maioliche lucide che mi permetterebbero di vedere in diretta la nascita di mia figlia, ma non me la sento, distolgo lo sguardo mi giro dall'altra parte, nel frattempo mi sento sballottare e sento come se tanta acqua fluisse dalla mia pancia il ginecologo che dice: "Ci siamo! Eccola, che bell'abbacchietto!!!", la sento piangere, chiedo se sta bene e lui mi risponde che sta benissimo. Istintivamente guardo l'orologio. Giulia nasce con TC alle 12,11 minuti di venerdì 18 novembre 2005, pesa 3380 g ed è lunga 50 cm (Apgar 8 al 1° minuto e 9 al 5°).
L'avvolgono in un panno bianco me l'avvicinano al viso, la bacio e smette di piangere, poi la portano via. La rivedrò 3 ore più tardi.
Il mio ginecologo va fuori ad avvisare i miei familiari, il papà andrà con la bimba a fare il bagnetto, si rasserenano nel sapere che stiamo entrambe bene.
Intanto mi ricuciono, mi dicono che la dottoressa sta facendo una sutura che è un capolavoro (che fortuna!), mi mettono il drenaggio (tanto - penso oramai- tubo più o tubo meno!). Finito tutto esco dalla sala operatoria e passo un'ora da sola in un corridoio stretto, sento freddo, ho i brividi e tremo, ogni tanto passa qualcuno e sballottandomi da una parte all'altra (il corridoio è stretto) mi dice: "Ma tu sei ancora qui?". Insomma non c'è nessuno che mi vuole portare su, penso tra me e me, mi chiedo cosa hanno pensato i miei familiari e se si chiedono che fine ho fatto. Penso di essermi addormentata, apro gli occhi e mi ritrovo nel corridoio del reparto di degenza con l'ostetrica che spinge la barella, la mia famiglia e mio marito, tutti mi dicono che è bellissima, che l'hanno messa in incubatrice per sicurezza ma sta bene. Insomma questa è la mia esperienza; il seguito è caratterizzato da forti dolori all'addome dovuti ai morsi uterini. L'estrazione del drenaggio è stata la cosa peggiore.
Mi sono sentita invalida, dovevo essere cambiata e lavata nelle parti intime da donne che non conoscevo… è stato imbarazzante. Ovviamente

non sono stata in grado di accudire mia figlia come avrei voluto né mi sono data completamente a lei come invece credevo di fare. La prima notte mentre era nel mio letto, apro gli occhi e vedo lei che mi fissa come mi volesse dire: "Mamma sono qui, ma non mi vuoi?". Io ricordo di averla accarezzata ma non ricordo di aver provato emozioni (forse la stanchezza o l'anestesia o… mah!): ancora oggi mi sento in colpa per quella mia ingiustificata mancanza.

Fortunatamente il mio fisico ha reagito bene e non ho avuto problemi con l'allattamento, in seconda giornata ho avuto la montata. Credo di avere avuto un leggera forma di depressione, e non facevo altro che pensare che mai in vita mia avrei potuto partorire per vie naturali (fortunatamente ora so che non è così).

Ecco questa e la mia esperienza, ho impiegato diversi mesi per rielaborarla, certo non posso dire di averla dimenticata ma quantomeno ho superato la fase critica, ora sto studiando e mi sto preparando per avere in futuro il mio VBAC.

P.S. Nella mia stanza sono state ricoverate altre 3 donne ossia altri tre cesarei; grandioso, 4 su 4.

Ivana

Ancora prima di sapere di essere effettivamente incinta sentivo che avrei avuto una figlia e che si sarebbe chiamata Miranda.

Fin da subito decisi che avrei voluto farla nascere in casa e mi rivolsi a una associazione che mi avrebbe sostenuto in tale scelta. La gravidanza non fu perfetta, ebbi delle minacce di aborto e una emorragia alla 12ª settimana. La prima ecografia disse che la gravidanza era indietro di due settimane, le altre dissero che a essere più piccolo del normale era il feto. Feci senz'altro l'errore di essere seguita da persone diverse durante tutto l'arco della gravidanza per cui quando finalmente, l'ultimo mese, decisi in via definitiva di voler partorire a casa e di affidarmi all'ostetrica, il quadro di come andavano le cose non era affatto chiaro. Avevo preso 12 kg, ma la pancia era minuscola. Mi ricordo che passando davanti alle vetrine dei negozi a fine gravidanza non sembrava nemmeno che fossi incinta…

Non credo affatto che il ritardo di crescita della bambina fosse "colpa mia", ma ora sento che non ho dato a quella gravidanza lo spazio che avrei voluto: avevo bisogno di dimostrare a me stessa e agli altri che una donna incinta può fare comunque tutto; la scarsa accettazione, compren-

sibile, da parte della mia famiglia e la giovane età mi fecero inizialmente ritrarre.
Il tempo passava e il fatidico giorno della data presunta passò senza che succedesse niente. Il 19 ottobre andai dall'ostetrica per fare un monitoraggio e lei mi disse che non andava bene, che il bambino (non mi ero fatta dire il sesso) era troppo piccolo per poter nascere con sicurezza in casa. C'era anche il ginecologo che avrebbe dovuto assistermi insieme a lei a domicilio. Era stata lei a chiamarlo, perché, nonostante le ripetute ecografie sembrassero rassicuranti, alla palpazione della pancia sentiva che il bambino era veramente troppo piccolo.
Mi hanno detto che dovevo ricoverarmi e così ho fatto il giorno dopo. Non ero affatto contenta, ma speravo che mi avrebbero indotto il travaglio, perché non potevo nemmeno pensare all'ipotesi di un cesareo. Ricordo che mentre facevo il corso di accompagnamento alla nascita alla domanda: "Di che cosa hai paura?", risposi sempre: "Di un taglio cesareo".
Arrivati in ospedale mi fecero fare tutta la trafila del pronto soccorso: la visita (tutto chiuso), l'ecografia (stima del peso 2100 g, assenza di liquido amniotico) il monitoraggio (una decelerazione in un'ora). La risposta fu: "La ricoveriamo". Così mandai mia madre e i miei suoceri a casa e rimase solo il mio compagno. Mi portarono in reparto per farmi tricotomia e clistere, me li feci fare tranquilla perché sapevo che li usavano anche per il parto spontaneo. Mi portarono in Sala Parto e dovetti lasciare Eugenio fuori dalla porta senza sapere che cosa intendessero farmi. Ricordo che proprio in quel momento arrivò un'ostetrica amica di quella che mi seguiva che mi chiese che cosa mi avevano detto, io risposi: "Non lo so, mi portano in Sala Parto".
Appena entrata mi fecero sedere di fronte a un tavolo, allora vidi che stavano preparando la Sala Operatoria e chiesi: "Non sarà mica per me?!"; l'infermiera o ostetrica mi rispose: "Perché, non gliel'hanno detto?". No, non me l'avevano detto, non chiaramente perlomeno, dal momento che io non volevo sentir parlare di cesareo. Del resto i miei parenti non se ne sarebbero andati a casa se fosse stato comunicato che il bambino doveva nascere.
Cercai di dire che non lo volevo fare, ma mi ripresero dicendo se volevo forse far morire il mio bambino. Allora dissi che acconsentivo e chiesi se potevo almeno fare l'epidurale, al che l'anestesista mi rispose dicendo che era impossibile perché avrebbe diminuito ancora di più la frequenza cardiaca fetale; quando anni dopo scoprii che non era quello il vero motivo

mi sentii ancor di più presa in giro. Il fatto è che all'epoca non si usava fare l'anestesia locale in urgenza.

A quel punto mi "permisero" di vedere Eugenio e di salutarlo, poi lo mandarono fuori e si cominciò. Quando mi svegliai dall'anestesia generale mi dissero che la bambina (era una bambina come avevo sempre saputo) stava bene, ma era in incubatrice perché era molto piccola. Ma io in quel momento stavo troppo male per pensare a lei (dentro di me ero sicura che stesse bene) e sentivo solo un gran dolore alla pancia e nel cuore.

Ho potuto incontrarla solo il giorno dopo, grazie all'ostetrica amica che mi ha accompagnata in carrozzina a vederla. Mi aspettava con gli occhi aperti, spalancati sul mondo, piccola come una bambola.

Si è attaccata subito al seno ed è stata bravissima ad aiutarmi ad allattarla felicemente, anche se il primo mese l'ha passato in ospedale e ho dovuto tirarmi il latte. Alla fine siamo riusciti a portarcela a casa firmando, dal momento che non aveva nessun problema di salute tranne che non cresceva secondo gli standard.

Per un lungo periodo ho portato il lutto per quello che era successo, mi avevano fatto sentire solo un contenitore dal quale era stata estratta la bambina e per lungo tempo questo mi ha portata a contestare anche l'appropriatezza della scelta clinica. Oggi sono consapevole del fatto che il cesareo mi ha messo di fronte ad alcuni aspetti di me con cui dovevo confrontarmi, ha probabilmente aiutato Miranda a nascere in modo più sicuro per lei, e mi ha portata a essere quello che sono oggi, cioè un'ostetrica.

Infatti dopo due anni dalla sua nascita ho capito che quella era la mia strada e mi sono iscritta al corso di laurea per ostetriche.

Avevo deciso già da subito che non avrei voluto un altro cesareo per nulla al mondo, e l'unica vera paura che avevo per una prossima gravidanza era proprio quella di dover rifare il cesareo. Ho dovuto aspettare molto prima di avere un altro bambino perché stavo facendo il corso con frequenza obbligatoria e tirocinio e sarebbe stato impensabile con un altro bambino. Già dovevo trascurare Miranda e mio marito, che devo ringraziare perché è stato sempre presente e mi ha sostenuto moltissimo soprattutto nei momenti di scoraggiamento, e non sono stati pochi.

Appena finito il corso da ostetrica pur non avendo un lavoro sicuro abbiamo provato ad avere Giordano. Sembrerà strano, ma già sapevamo che sarebbe stato un maschio e che si sarebbe chiamato così.

Erano passati già cinque anni e non volevo aspettare oltre.

La sua gravidanza è stata bella e molto più consapevole. Me la sono goduta, come si dice... ho preso 18 kg!
Mi sono seguita da sola insieme a un'amica ostetrica e tutto è andato per il meglio. Ho avuto un po' di nausea, un po' di emorroidi, un po' di sciatica e sono stata quasi contenta perché ciò mi ha permesso di capire meglio le donne che hanno questi problemi.
Verso la 28ª settimana di gravidanza lui non si era ancora girato e ero preoccupata che non lo facesse (era presto ovviamente), ma la sera che mi sono resa conto di questa paura, ho cercato di contattarlo e gli ho detto: "So che è presto ma ti prego girati perché sennò sto in ansia". Il giorno dopo era a testa in giù. Adesso e dopo altre esperienze da ostetrica, credo molto alla comunicazione tra madre e bambino già durante la gravidanza.
Avevo letto un libro sulla nascita non assistita e avevo deciso di partorire in casa, per di più senza assistenza. Ora penso che sia stata una decisione eccessiva nel mio caso. Sono ovviamente a favore del parto in casa qualora le condizioni lo permettano, ma penso che sia più sicuro farlo in modo organizzato e con una buona e discreta assistenza.
Durante la gravidanza avevo sognato di partorire durante la festa di compleanno di Miranda anche se razionalmente non volevo che i due avvenimenti si sovrapponessero, eppure è stato proprio così.
Il 19 ottobre ero già in ansia all'idea che non iniziasse il travaglio nonostante fossimo solo a 40 settimane + 1 giorno così ho chiesto a mio marito di darsi da fare e veder così di dare una spintarella a questo travaglio. E le contrazioni sono iniziate. Sono andate avanti leggere fino alla notte alle due, per poi intensificarsi. A un certo punto ho provato a visitarmi e sono rimasta male scoprendo che ero ancora all'inizio, del resto era come il primo parto per me. Verso le sette è arrivata la mia amica ostetrica che si è subito preoccupata di assicurarmi un'assistenza nel caso ci fossero stati problemi. Siamo andati avanti un po' di ore a casa. Ore in cui non andavo molto avanti con il travaglio, probabilmente perché il bimbo era messo in posizione posteriore. Probabilmente questo è anche il motivo per cui ho cominciato a sentire le spinte molto presto e il ricordo più brutto che ho del travaglio è di non poter spingere con forza quando ne sentivo tanto bisogno. A un certo punto mi sono fatta convincere ad andare in ospedale, ricordo bene di essere uscita a 5 cm e di essere arrivata all'ospedale a 8 cm, dopo mezz'ora. Avevo talmente paura dell'ospedale che ho cercato di farlo in macchina, mi dico, o più probabilmente a casa sentivo di dover tenere tutto sotto controllo e questo non mi aiutava

a lasciarmi andare. Arrivata in ospedale ho fatto il diavolo a quattro per non farmi separare da mio marito e ho chiesto di non essere portata in sala parto. Lì ad attendermi c'era un collega che conoscevo solo di nome, il quale ha saputo "proteggermi" dalle interferenze. Così ci siamo ritrovati tutti e quattro in una stanza ad aspettare che Giordano si facesse vedere, lo ricordo come un bel momento quando ho potuto lasciarmi andare alle spinte. Ho potuto scegliere di accovacciarmi tra le gambe di Eugenio e di poter vedere la testa di Giordano che affiorava, grazie allo specchio tenuto dalla mia amica. Intanto il collega mi aiutava con pezze calde sul perineo. È stato un momento bellissimo quello della nascita anche se mi sentivo spaccare tutta e ricordo di aver subito detto: "Ecco, è proprio Giordano", non appena ho visto un bel pisellino. Il parto è andato benissimo e non ho dovuto mettere punti. Ho potuto tenere vicino il bambino per parecchio anche se purtroppo poi è stato portato al nido. Dopo un paio di ore ho avuto una perdita di sangue eccessiva per cui mi hanno messo una flebo e non sono potuta uscire subito dall'ospedale, ma che fierezza nell'andarmene dopo meno di 24 ore quando ero ancora traballante sulle gambe (8 di emoglobina). Mi dispiace solo che Miranda non abbia potuto partecipare in diretta all'evento anche se so che è stata felice di ricevere questo bel regalo per il suo sesto compleanno. Partorire era qualcosa che desideravo moltissimo e che mi ha fatto sentire più completa come donna e come ostetrica.

Manuela

Allora... racconto del mio VBAC a casa... la prendo un po' alla larga, perché anche i due giorni prima secondo me sono stati importanti.
Sabato 26 aprile. Sei giorni di ritardo. In tarda mattinata vado a fare un monitoraggio dalla mia ostetrica. Tutto va benissimo, tracciato bello "variegato" del cuore di Angelica, un paio di contrazioni preparatorie (chiamate Braxton Hicks), ma niente di che.
Le chiedo di farmi lo scollamento delle membrane. È leggermente fastidioso, ma assolutamente non doloroso. Chissà, a volte serve a smuovere le cose, speriamo...
Mi consiglia di fare un paio di sedute di agopuntura dal suo compagno, massimo tre sedute e comincia il parto, mi assicura.
Figuratevi se me lo perdo, prendiamo immediatamente appuntamento e dopo un paio d'ore sto al suo studio.
Torniamo a casa alle 8 di sera, stavamo fuori dalla mattina, giornata

abbastanza stressante... speriamo almeno sia servito a qualcosa.
Domenica 27 aprile. Alle 4,40 del mattino mi sveglio con delle contrazioni. Non fortissime, ma abbastanza lunghe (50 secondi) e regolari ogni 10 minuti. Così per 3 ore. Alle 7,30 chiamo la mia ostetrica al telefono, visto che mi aveva sempre detto di non tardare ad avvisarla (abito anche lontano rispetto a lei). Le spiego che da 3 ore sono regolari ogni 10 minuti. "Sto arrivando", mi dice.
Alle 9 arrivano tutti, due ostetriche e l'agopunturista. Le contrazioni invece di ravvicinarsi, si allontanano... ogni quarto d'ora, ogni 20 minuti... fine...
Aaarrgghhh che rabbia!!! Era un "finto travaglio"!
Rimane solo l'agopunturista che mi fa un'altra seduta. Questa volta bella comoda a casa mia, solo due aghetti nelle mani, però durata 6 ore!
Alle 19 ho di nuovo alcune contrazioni. Mi siedo a tavola, mangio, e finiscono lì. Vabbè...
Alle 20,30 circa, riprendono. Stavolta sembrano essere parecchio decise e regolari. Addirittura una bella forte. Gianfry fa: "CHIAMA!!!! Vuoi vedere se non fanno in tempo mi tocca prenderla a me sta ragazzina?".
Io, pregando che fosse la volta buona e che non le facessi fare un altro viaggio a vuoto, chiamo. Intanto Gianfry porta in salotto la vascona, al centro della stanza, davanti al camino e comincia a preparare.
Ore 21,15, sono tutti qui a casa mia. L'ostetrica mi visita, ma come da accordi, non rivela nulla riguardo la dilatazione e il progresso. Di questo le sarò sempre grata, visto quello che ho capito alla fine.
Le contrazioni continuano, belle fortine, belle regolari. L'agopuntura ha funzionato, URRA'!
Fra una e l'altra passano sempre dieci minuti almeno, in cui chiacchiero, rido e scherzo (pure troppo, dice l'ostetrica... concentrati!)
Riempiono la vascona. L'ostetrica prende le candele, spengono tutte le luci, metto su un CD soft che avevo preparato, e davanti alle fiamme del camino, entro nell'acqua calda. È pura estasi. Un benessere totale, galleggio a pancia sotto e durante le contrazioni molleggio su e giù e l'acqua calda mi massaggia pancia e schiena. Guardo il camino scoppiettante mentre sento Celine Dion che canta e penso: "Altro che epidurale... !!!"?
Ore 3: contrazioni sempre più forti, ma sempre tanto distanziate. L'ostetrica mi visita e dice: "Mmm... un po' meglio". Tutto qui. Una sfinge. Ma capisco, non so come, che non c'è un grossissimo progresso.
Gianfry poverino tenta di dormire per un'oretta, ma ogni dieci minuti lo sveglio con HHHAAAAHHHH... ... OHHHHOOOOHHH... (non

urli, ma bei lamenti senz'altro) e quindi torna in salotto con me. L'ostetrica sente regolarmente il battito, anche dentro l'acqua. "La signorina sta una meraviglia. Con le femmine io sto sempre tranquilla, hanno un battito… altro che i maschi"
Ore 5 esco dall'acqua, se no mi spuntano le branchie, e anche perché devo andare al bagno.
Ore 6: le contrazioni le sopporto sempre peggio. Non ricordo bene l'ora, ma vomito due volte. Dicono sia buon segno. Me ne rallegro…
Lucrezia non si è mai svegliata, le porte sempre ben chiuse fra camera e salotto, i miei lamenti non le sono arrivati per fortuna. Alle 7,30 Gianfry la sveglia e la comincia a preparare per l'asilo.
Io le avevo già spiegato che quando doveva nascere la sorellina, la mamma avrebbe avuto tanto mal di pancia, e che poteva anche lamentarsi e strillare, di non preoccuparsi.
Difatti sente qualche lamento, le spiegano che sta per arrivare la sorellina, la bacio, la saluto e Gianfry la accompagna al pulmino.
Appena esce Lucrezia, i dolori diventano insopportabili.
L'ostetrica dice che tutta la notte mi sono inconsciamente trattenuta perché c'era lei di là. In effetti, appena se n'è andata, si scatenano i dolori "veri". Un'ostetrica mi massaggia la schiena e mi incoraggia. L'altra mi visita. Controlla il battito. Tutto ok.
La vascona era stata nel frattempo svuotata per essere riempita di nuovo con acqua calda. Aspetto con impazienza, non vedo l'ora di rientrare in acqua.
Carponi sul divano, comincio a lamentarmi vigorosamente a ogni contrazione. Gianfry mi sventola con un giornale perché durante la contrazione mi manca l'aria.
Momenti un po' brutti, anche perché non ho idea di a che punto io stia con la dilatazione, sono stanca, ho sonno, e non vorrei che fossero iniziate solo ora le "vere" contrazioni e ne avessi per altre 6-7 ore.
Mi ricordo che dico all'ostetrica: "Se non c'è progresso e l'utero non sta funzionando, dimmelo, perché davvero tocca andare in ospedale… " e lei con tono un po' seccato risponde: "Se vuoi possiamo andare pure subito!".
Capisco che se ci fosse stato bisogno sarebbe stata lei la prima a portarmici, quindi mi fido e abbozzo.
Guardo la vasca… hanno interrotto l'acqua. Ma chi ha chiuso l'acqua??? Io aspettavo di entrarci!
La rifanno partire, era tanto già arrivata quasi a metà. Alle 9 circa, tre

contrazioni una di seguito all'altra, fortissime. Fra un lamento… e l'altro mi esce un mugugno gutturale. Non sfugge alle ostetriche. Mi chiedono se sento il bisogno di spingere, io dico ancora no.
"Vai, entra nella vasca", mi dicono. Ore 9,30.
Appena entro nella vasca, comincio a sentire fortissimo l'impulso di spingere. Mi aggrappo al bordo e quasi accovacciata sui talloni comincio a urlare e spingere.
Gianfry filma il tutto con un sangue freddo eccezionale.
Sento un pop e una pressione in basso. Vedo tutto liquido giallognolo che si riversa nella vasca: si sono rotte le membrane, e in parte escono da me e fluttuano nell'acqua.
L'ostetrica sente che si sta affacciando la testina. Mi fa respirare a cagnolino per qualche secondo in modo da permettere al perineo di distendersi piano, piano.
Poi riparte l'impeto della contrazione. Spingo con tutta me stessa e continuo a urlare dal petto, un suono gutturale, profondo, violento. Se lo dovessi rifare adesso, non ci riuscirei.
Mi sento una donna primitiva, intorno a me non vedo più niente e nessuno, sento solo che qualcosa più forte di me sta prendendo possesso di tutto il mio corpo e non posso trattenermi, devo usare tutte le mie forze per spingere, non sono più io che grido, tutto viene da dentro ed esplode…
Sento voci che dicono: "Brava, dai, bravissima", e come in trance continuo la mia lotta, non mi importa neanche del dolore, ma voglio che esca, e con una forza disumana spingo spingo SPINGO!!!
Esce la testa, e ruota verso la mia gamba destra. In quel momento esce molto sangue, mi devo essere lacerata, ma non importa. Sento con una mano la sua testa fra le mie gambe, è ancora circondata dalle membrane. Dai che quasi ci siamo.
L'ostetrica mi fa piegare in avanti e da dietro controlla l'uscita delle spalle. Con tutta la mia forza, urlando continuo a spingere, mentre sento che intorno a me il clima sta diventando frenetico… le spalle non escono, capisco. Getto un ultimo grido disperato e spingo fino a perdere il fiato, ECCOLA, È USCITA!!!! L'ostetrica la prende da dietro, e me la passa sotto alle gambe, la prendo in braccio, la stringo al seno e ci guardiamo negli occhi. È completamente blu, poverina, e piano, piano sta riprendendo colore. Mi fissa, sembra che dica "… Mamma… è stato tanto faticoso anche per me… ", e non smetto più di baciarla.
Anche Gianfry mi bacia, le lacrime che gli scorrono sulle guance, mi dice

"Grazie". Si china e dà un bacio al nostro tesoro. Ore 9,41. È stata dura, ma siamo tutti così felici!
Uscita dalla vasca, con sempre Angelica attaccata, mi sono stesa sul divano, e dopo mezz'ora, quando il cordone aveva smesso di pulsare, Gianfry l'ha tagliato. Lei già succhiava beata al mio seno.
Dopo un'ora è uscita la placenta, e poi ci sono state le "dolenti note". Un po' di lacerazioni, non al perineo, per fortuna, ma lateralmente sulle piccole labbra.
Ah... poi l'ostetrica mi ha detto riguardo la mia dilatazione: sono stata dalle 9 di sera alle 8 di mattina sempre a 2 centimetri, con la testa alta. Poi in un'ora e mezza, dilatazione completa e discesa della testa. In ospedale avrebbero tagliato molto prima...
Meno male che non mi ha detto niente lì per lì, perché dopo 10-11 ore di doglie, sapere che ero sempre a 2 cm mi avrebbe distrutto psicologicamente...
È stata una grossa vittoria per me, per il parto naturale dopo cesareo, che nessuno voleva farmi fare, per averlo fatto in casa, per essere andata 8 giorni oltre il termine, per come si è svolto il progresso della dilatazione, e per il peso della bambina (4,470 kg) solo per quello avrebbero fatto un cesareo a molte... figuriamoci a una pre-cesarizzata. Pensateci quando vi prospettano un cesareo perché ne avete già fatto uno, o perché siete oltre il termine, o per bambino macrosomico o mancato impegno...

Monica

36ª settimana di gestazione e il ginecologo comincia a parlarmi di taglio cesareo, ma perché?
Ok in effetti era da qualche tempo che mi diceva che avevo scarso liquido amniotico, ma mi ha anche sempre detto che è normale verso la fine di una gravidanza che cominci a scarseggiare... e qui credo non ci voglia una laurea come la sua per immaginarlo.
Comincio a farmi prendere un po' dallo sconforto... mai, e sottolineo mai, nella vita mi aveva anche solo sfiorato l'idea che i miei figli sarebbero potuti nascere con TC...
Mio marito mi dice che dovremo seguire le indicazioni del ginecologo, è lui in fondo che sa tutto... e comunque in ogni caso non era ancora detto.
Nelle visite successive il ginecologo continua a dirmi che il liquido scarseggia.
Una mia amica mi ha fatto sapere che le hanno consigliato di bere molto per reintegrarlo... e non appena glielo chiedo si mette a ridere "Signora,

se fosse così facile... ".
Allora niente, anche questo tentativo è sfumato!
Poi mi dice: "Ma lei ha il pube basso, speriamo che il bambino non faccia fatica e si incanali subito nel canale del parto". Ma che vuol dire? Lui non spiega mai le cose, anzi è scocciato quasi quando domandi; in giro e nemmeno durante il corso di preparazione al parto sanno darmi una spiegazione di questa sua affermazione... nessuno l'ha mai sentita usare e tutt'oggi è una cosa che a me rimane sconosciuta...
Parlo con mio marito sul fatto che potrei cambiare ginecologo: "Ma sai..." risponde lui "... sei ormai all'8 mese... dove andiamo...".
Intanto il tempo passa, Benedetta ha il termine fissato per il 6 gennaio... speriamo di no, non vorrei una befanina per casa... ma naturalmente ci scherzo su...
Intanto arriva il 22, 23, 24, 25 dicembre, e vado tutti i giorni in clinica a fare il monitoraggio, lui controlla, il liquido è sempre scarso ma la bambina sta benissimo, battiti regolari, tanti movimenti... insomma, un fiorellino.
Dico al ginecologo che non voglio fare un cesareo, ne ho il terrore, lui neanche mi ascolta... anzi, mi dice che la bimba è all'asciutto e che il 30/12 ha già un altro cesareo da fare così già che c'è... mamma mia!
La notte non riesco a dormire... penso che mia figlia vorrei tanto farla nascere io... chiedo nei giorni seguenti di farmi fare almeno un tentativo.
Poi la mattina del 30/12 entro in clinica per il ricovero... 7,30... mi mettono la flebo di ossitocina... intanto lui fa l'altro suo cesareo..
Me la tengono su pressoché una mezz'ora, ma neanche... quando comincio a sentire i primi doloretti (molto fievoli naturalmente) esce dalla sala operatoria, guarda il monitoraggio e dice: "No, no... c'è sofferenza, facciamo il cesareo!".
Sofferenza? Ma come? Non sono nemmeno iniziate le contrazioni!!!
Che paura mamma mia... dico a tutti che ho troppa paura, in più sono anche allergica agli antibiotici e non posso prenderne nel decorso post-operatorio...
Mi portano via... mi sembra di essere a E.R. Due minuti per l'anestesia spinale e la bambina è già nata; ho sentito un dolore pazzesco, mi sembrava che mi stessero strappando le viscere, lo stomaco... tutto... ORRIBILE, mai provata una cosa così, quasi mi scendono le lacrime, non ne posso più.
Ho addirittura detto all'infermiera che secondo me non aveva preso l'anestesia perché sentivo tutto ma mi è stato risposto che era impossibile, che era una sensazione mia...

Quando arrivo in stanza e mi portano la bambina sono felice nel vederla, è bellissima, l'ho desiderata così tanto, il mio angioletto, eppure qualcosa manca in questa nascita, non mi tornano i conti, è come se mancasse un pezzo, come se avessi saltato una fase, la fase più importante, quella che ho sempre sognato e immaginato fin da quando ero piccola...
E poi non ho mai ben capito il perché di tutto questo...
Mi sono documentata, ho saputo che poco liquido non è un motivo valido per fare un cesareo, che lo si può a volte reintegrare bevendo molto... che il pube basso non esiste.
C'è chi mi ha anche detto che questo cesareo è servito a salvare il cenone di Capodanno del ginecologo...
Insomma! Ho tanta rabbia dentro: rabbia con me stessa per l'ignoranza che avevo a quel tempo in materia, la mia poca conoscenza mi ha portato forse a subire questo cesareo senza chiedere più di tanto, ora mi comporterei diversamente.
Guardo la cartella clinica dell'ospedale... TC per OLIGOIDRAMNIOS... bene, ma i valori?
Prendo la cartella della gravidanza... liquido scarso ok... ma i valori? Non c'è un cavolo di numero segnato da nessuna parte...
Che sistema schifoso! La prossima volta vado a partorire al Polo Nord! Almeno lì nessuno decide per me come deve nascere mia figlia!
La mia meravigliosa Benedetta, che sta bene grazie a Dio ma che tutt'oggi sembra sempre arrabbiata e che quando mi guarda sembra si chieda: "Ma mamma, quando sono nata tu dov'eri?".
Ora è tardi per cambiare le cose, ciò che è stato è stato e forse anche avendo provato a fare un parto vaginale sarebbe lo stesso finito in TC, chi può dirlo? Ma oggi, a distanza di 14 mesi, so che avrò altri figli, lo sento, e so che nasceranno da me, che farò qualunque cosa pur di rimettere insieme tutti i pezzi del puzzle con il pezzo mancante: quello rimasto in sala operatoria quel venerdì mattina del 30/12/2005.
E così sia.

Nadia

La mia esperienza di taglio cesareo arriva col terzo figlio: una bella e desiderata bambina.
I primi due (maschi e rispettivamente di 4,750 e di 4,200 kg!) sono nati per via vaginale, il primo in ospedale, ma tutto sommato senza troppi elementi di disturbo, il secondo in casa, con un parto praticamente per-

fetto.
Dopo aver sperimentato un parto in casa, le aspettative durante questa terza gravidanza erano "da quel parto in meglio" e io volta a capire "come e se" si potesse perfezionare ulteriormente questo momento tanto speciale: ad esempio desideravo vedere la progressione della testa con l'aiuto di uno specchio e con l'ostetrica si era anche parlato della possibilità di prendere da sola la mia bambina, o chissà, se proprio non me la fossi sentita in quel momento, poteva prenderla il papà. Insomma, pensieri lontanissimi da un taglio cesareo.
Un'ombra su questi pensieri e queste aspettative era arrivata a 32 settimane di gravidanza, quando ho avuto un virus influenzale con febbre alta costante per tre giorni e contrazioni non fisiologiche a causa delle quali è stato necessario assumere Vasosuprina. In realtà però sembrava che questa influenza non avesse avuto poi grossi effetti e che il mio parto a casa non fosse compromesso. Nei miei pensieri però da questo momento in poi qualcosa cambia, inizio a pensare che qualche cosa potrebbe non andare per il verso giusto, un po' come questa febbre improvvisa per l'influenza che non avevo mai più avuto dalla quarta elementare in poi... Si susseguono sogni e pensieri brutti che scaccio prontamente perché "a me non può capitare", per cacciarli meglio ci scherzo su con Simona, la mia "compagna di gravidanza"che ha la Data Presunta del Parto a soli due giorni dalla mia, l'unica persona, oltre a mio marito, a sapere cosa provo, anche se io stessa non voglio prendermi sul serio.
Dopo un'attesa di otto giorni dopo la data presunta, e con una nuova, stranissima (per me!) febbre, subisco un ricovero ospedaliero per un tracciato non proprio bellissimo. Dopo qualche controllo, tra i quali anche un'ecografia che conferma la presentazione cefalica della bimba, firmo e torno a casa, perché non voglio davvero rischiare un parto in ospedale. Nella notte, a casa, si rompono le acque che però sono tinte: chiamo le ostetriche che mi assisteranno. Alla visita la mia Chiara si presenta col sederino ed è molto alta: improvvisamente tutto crolla (si era girata negli ultime ore!!!), ho ancora la febbre e in quel momento sento chiaramente il taglio cesareo come l'unica possibilità per noi, nonostante le ostetriche mi dicano che non tutto è perduto e possiamo cercare di far girare la bimba, o comunque tentare un parto podalico, in ospedale ovviamente. La delusione del momento è impossibile descriverla: avevo appena lasciato l'ospedale e l'ultima cosa che volevo era tornare lì, al tempo stesso volevo vedere che Chiara stava bene, non mi sentivo in grado di affrontare il parto, le contrazioni erano - solo psicologicamente - insopportabi-

li... chissà perché, mi sono chiesta, proprio a me, che ogni volta che dico: "Mi piace partorire", le altre mamme mi guardano come se fossi matta.
Ci prendiamo del tempo, mentre comincio la profilassi antibiotica in quanto positiva allo streptococco, proviamo a pensare di assumere posizioni che possano favorire il rivolgimento, ma Chiara, che fino al giorno prima si muoveva davvero tantissimo, resta immobile, assolutamente ferma in alto, nonostante la posizione e il massaggio.
Ci si avvia in ospedale, le contrazioni sempre più psicologicamente insopportabili (e pensare che le avevo desiderate così tanto!).
Qui mi rendo conto di essere coccolata e che il mio cesareo avviene nella maniera più dolce che ci possa essere: ho i miei "angeli" con me che mi incoraggiano, mi sostengono, mi danno concreti suggerimenti per affrontare meglio le cose e, cosa assolutamente fondamentale, so (ora, più di un mese dopo, ancor di più) che è un cesareo inevitabile, che - sento - salverà la vita della mia bambina. Mi rendo conto di essere una privilegiata per questi motivi.
Guardo le luci della sala operatoria e penso alle luci soffuse che hanno accolto il mio secondogenito Federico, penso anche alla calma con cui abbiamo aspettato che il cordone collassasse per poterlo tagliare, alla possibilità di accostarlo immediatamente al seno, di evitare aspirazione e bagnetto e molto altro ancora: per Chiara tutto ciò non sarebbe accaduto!
Ho paura, ma tutto sommato non vedo l'ora di vederla e l'anestesia è una sorta di liberazione da quelle inutili contrazioni...
L'anestesia spinale è una gran bella cosa per certi aspetti, ma io mi sento strana, come se questa bimba la stessero "strappando"... la mia ostetrica se ne accorge e mi dice due parole illuminanti: "Lasciala andare!". Improvvisamente mi rilasso, contribuendo un po' alla nascita della mia bella bambina: è stato incredibilmente importante per me averla "lasciata andare".
Quello che è accaduto poi è stato molto duro perché Chiara ha avuto un importante distress respiratorio a dieci minuti di vita, probabilmente per aver inalato del liquido tinto e dunque è stata in incubatrice per cinque giorni e, a causa del catetere ombelicale non è stato possibile per me prenderla in braccio se non alla fine del quinto giorno per pochi secondi e allattarla solo al sesto giorno... questo ha peggiorato moltissimo le cose, la nostra prima conoscenza è stata ulteriormente compromessa.
Non so quanta responsabilità sia da attribuire al taglio cesareo e quanta

ai giorni successivi, ma è solo da qualche giorno, grazie ai sorrisi speciali che Chiara mi fa e al fatto che ora mi preferisce chiaramente al papà (i primi tempi non succedeva), che la sento "vicina", e anche se sento di aver ancora tanta strada da fare nell'elaborazione di questo che fatico anche a chiamare "parto". Questi sorrisoni mi dicono: "Mamma, c'è tanto da vivere per noi due, nonostante l'inizio non idilliaco, perciò guardiamo avanti insieme e non perdiamoci quello che di meraviglioso la vita ci riserva; tutto sommato questa cosa che non ti va né su né giù ci ha permesso di godere l'una dell'altra". E onestamente non mi pare poco.

Noemi

Il primo cesareo è il più confuso e difficile da ricordare. Finalmente ho avuto il coraggio di andare a prendere quella cartella clinica... durante la gravidanza di Alessandro ho sempre evitato anche di guardarla quasi fosse pericolosa...

Ma andiamo con ordine!

Il mio primo cesareo è avvenuto nel 1998, io avevo neanche 17 anni. La gravidanza era passata serenamente senza troppi controlli medici e senza alcun problema. Avevo seguito la scuola fino alla metà del nono mese, poi mia madre per sua sicurezza ha preferito tenermi a casa.

Mi dispiace che i ricordi sono molto confusi e a volte anche poco coerenti tra loro...

Mi presento in ospedale una mattina per il monitoraggio ma siccome l'ostetrica stava smontando il turno mi rimandò a casa con un appuntamento fissato per qualche giorno dopo. La mattina del 12 febbraio, giorno dell'appuntamento, mi sveglio con dei doloretti sospetti. La notte avevo dormito poco e male sempre a causa di questi "fastidi"; recandomi in ospedale per il monitoraggio porto con me anche la borsa, mia madre era sicura che di lì a poco avrei partorito. Mentre sono nel corridoio che aspetto il mio turno, i doloretti si intensificano e si avvicinano tra loro, a quel punto se ne accorge anche mia madre e, orologio alla mano, ci rendiamo conto che ormai sono ogni 5 minuti e durano circa 1 minuto. Finalmente arriva il mio turno, l'ostetrica monta il macchinario... e poi silenzio. Esce molto agitata dalla sala e ritorna poco dopo con un medico, armeggiano molto vicino al macchinario... alla fine il tragico responso: il cuoricino della mia Silvia non batte!

Qui inizia una piccola odissea... purtroppo i ricordi sono molto confusi ma cercherò di mettere ordine.

Mi ricoverano, fanno ecografie per cercare di capire cosa era successo alla bambina... nel frattempo il travaglio procede.
I dolori diventano insopportabili, il mio corpo lavorava per far uscire la piccola ma da lei non avevo aiuto... (di preciso non so cosa avesse la mia piccola o in che posizione fosse messa, nella cartella non riesco a decifrare la calligrafia dei dottori e secondo me non mi hanno mai raccontato tutta la verità, ma questa è un'altra storia!) dopo qualche ora... (mi ricoverano più o meno verso mezzogiorno e dalla cartella clinica risulta che alle 14,15 mia madre dava il consenso) decidono per il cesareo da lei più volte richiesto! Non so cosa abbiano fatto, ricordo che mi hanno rotto le acque e ricordo che hanno usato un aggeggio strano (tipo un arpione!) ma non so se il dolore legato al momento mi fa sembrare tutto molto più nero di quanto in realtà non fosse.
Comunque alla fine il cesareo sembra essere l'unica soluzione a una situazione che stava degenerando perché io ero in preda all'angoscia più profonda per la perdita della mia bambina e sarei voluta starmene solo in pace ma quei dolori (maledetti dolori atroci quanto inutili!!!) non mi davano tregua! (*NdA* - questa è una di quelle situazioni in cui l'epidurale può rivelarsi una preziosa alleata). Penso che alla fine fossero vicinissimi... appena finito uno iniziava subito l'altro!!! La dilatazione anche era a buon punto (quanto purtroppo non lo so!) quindi in teoria c'erano tutti i presupposti per un parto vaginale ma la situazione sicuramente non era delle migliori, quindi in fondo questo penso sia stato un cesareo giusto. Nonostante la mia ripresa sia stata alquanto lenta e forse si è conclusa solo con la nascita di Alessandro!
E così arriviamo al mio secondo cesareo.
Cambio ginecologo rispetto alla prima gravidanza anche perché ero parecchio terrorizzata dal momento che non avevo ben capito cosa fosse successo alla mia Silvia (e purtroppo nessuno penso potrà mai spiegarmelo e spiegarselo!!!) anche se il ginecologo mi ha detto che probabilmente era dovuto all'invecchiamento della placenta ma non ne capisco abbastanza per poterlo credere vero.
Il mio più grande desiderio a questo punto era far nascere Alessandro con le mie sole forze, finalmente riuscire a mettere alla luce il mio bimbo!
Il ginecologo è sempre stato molto possibilista, anzi a più riprese ha lodato la mia volontà dicendo che era anche la sua.
La gravidanza è andata avanti serenamente, senza problemi né disturbi. Ho preso circa 12 chili ma ne avevo accumulati molti già da prima della

gravidanza quindi mi avvicinavo al parto parecchio pesante. La pressione è sempre stata tendente al basso. Verso la fine della gravidanza ho iniziato a soffrire con i gonfiori alle gambe, penso che oltre alla fisiologicità della cosa molto fosse in relazione con il caldo allucinante che da maggio ci stava facendo boccheggiare (ho partorito a luglio).
Mano a mano che la data del parto si avvicinava il ginecologo non mi voleva più assicurare il parto naturale, le sue risposte diventavano sempre più evasive: vedremo, cercheremo, e così via.
L'ultima visita il 3 luglio, mancavano 3 giorni alla fine della 39ª settimana. Tutto chiuso! Nessun segno che lasciava pensare un imminente parto spontaneo. Il ginecologo a questo punto (che già da un mese mi sottoponeva a monitoraggi settimanali) mi fissa la data del cesareo dicendo però che se il parto fosse partito spontaneamente entro qualche giorno lui mi avrebbe lasciato tentare un travaglio di prova... gli ho chiesto più volte perché, se fosse proprio necessario... lui ha tirato in ballo la scusa del mio peso, del gonfiore alla gambe (nonostante la pressione fosse sempre stata ottima!!!) dicendo che temeva la pre-eclampsia, poi il bambino era grande (grande sì ma non un gigante! Pesava 3580 g per 51 cm) e siccome io non avevo mai partorito non è detto che ce l'avrei potuta fare...
Tutti i suoi dubbi... tutte le sue parole secondo me erano solo legate all'esperienza precedente, secondo me non era convinto neanche lui delle dinamiche della precedente gravidanza e allora per stare sicuro ha preferito un cesareo ignorando completamente la mia volontà! Ma io purtroppo ero sola... mio marito, mia madre, i miei familiari tutti erano con il ginecologo e io mi sono affidata completamente a lui.
Così il 9 luglio a 39 settimane + 3 è nato Alessandro con apgar 9 e 10.
Appena lo hanno avvicinato al mio viso mi sono innamorata! I suoi meravigliosi occhini neri mi hanno letteralmente incantato! Poi è uscito a salutare il papà che lo attendeva fuori dalla sala operatoria, per ritornare pochi minuti dopo. È stato bellissimo quando lui ha sentito il contatto con la mia pelle e ha spalancato la sua bellissima boccuccia rosa; solo purtroppo non l'ho potuto attaccare subito perché ero completamente immobilizzata e legati a innumerevoli marchingegni. Me lo hanno portato dopo circa tre ore e lui, voracissimo com'è, si è attaccato subito al seno con mia infinita gioia. Ho potuto così scoprire la naturalità dell'allattamento, anzi lo abbiamo scoperto insieme e giorno dopo giorno continuiamo a gioirne!!
Ho molto da recriminare per questo parto... avrei voluto essere io la protagonista attiva della sua nascita, avrei voluto fare quello che milioni

di donne fanno da quando è apparso l'uomo sulla terra ma non è stato possibile!
Per il prossimo bambino sono più agguerrita che mai! Stavolta non mi lascerò mettere i piedi in testa anche se un parto vaginale dopo due cesarei sembra quasi una bestemmia io cercherò e lotterò con tutte le mie forze affinché possa far nascere io il mio bambino!!!

Patrizia

I miei cesarei sono stati sofferti, il secondo soprattutto. Il primo il 26 dicembre 2000 a 38 settimane per presentazione podalica e inizio di gestosi, avevo preso 4 kg in meno di tre giorni e la pressione balzellava. Non è stata un'esperienza bruttissima in sé, ho avuto una sala operatoria per me, evitando l'indomani dove erano programmati ben 9 cesarei. Il clima era buono, mio marito con me (è medico). Ho avuto modo di prepararmi, il tutto è stato deciso in due giorni, ho avuto il tempo per scrivere una lettera a mio figlio nelle ore immediatamente precedenti la sua nascita... insomma il bello/brutto di una nascita programmata, via la magia dell'imprevisto, ma avanti la "sicurezza" che succederà quando lo decidi tu. Ma... Enrico alla nascita (3700 g) ha avuto una importante insufficienza respiratoria e ipoglicemia, per cui io l'ho potuto vedere dopo circa 30 ore, le più lunghe della mia vita e lì ho toccato con mano la differenza tra il mio cesareo e il parto naturale della vicina di letto che accudiva suo figlio a poche ore dal parto... L'allattamento più o meno agevole ci ha dato l'opportunità di stabilire il contatto dopo tutto quel tempo.
A proposito: Enrico si è messo podalico a 35 settimane ed è successo una notte. Ha fatto una capriola che mi ha fatta stare malissimo. Ho provato agopuntura, moxa, Pulsatilla, non il rivolgimento esterno perché a Genova nessuno lo fa e alla fine ho come accettato la sua volontà di starsene lì a fare le flessioni sulla mia vescica. Diadora, 18/8/2003, TC per distacco di placenta, l'ennesimo, si decide di tagliare la seconda volta a 37 settimane, la piccola pesa 3200 g. Una gravidanza difficilissima, costellata da emorragie, trascorsa a letto per la maggior parte di essa, ancora una volta la pressione fa i capricci e salti in alto. Questa volta penso che il destino mio è quello di non saper partorire, tutto congiura contro! Qualche cosa non va, l'anestesia ha ciccato e mi si anestetizza solo la parte sinistra, sento tutto, sono debolissima ma mi lamento dal dolore, allora l'anestesista furba mi fa una vagonata di antidolorifici tra

cui morfina a catinelle. La bambina nasce bene, è bellissima, ma ha problemi di allattamento, non si attacca è sonnolenta, io lo segnalo ma minimizzano. Morale: mi dimettono per "rottura di scatole", dicono a mio marito di sorvegliarmi perché sto dando di matto (era successa la faccenda di Cogne da poco) e potrei fare chissà che. La bambina la riporto in ospedale il giorno dopo disidratata, saporosa, itterica, aveva perso 600 g in 4 giorni, mi arrabbio… la tengono 10 gg in incubatrice sotto flebo e l'allattamento diventa un incubo che si risolverà dopo tre mesi e mezzo e proseguirà fino a due anni, ma che fatica!
Ecco la cronaca scarna di due TC, uno programmato e uno urgente, uno spaccato di vita ospedaliera toccato proprio a me che ci lavoro: ho avuto il trattamento peggiore che potessi pensare. Per tutte le due volte mi ero illusa di potercela fare, la prima volta non mi ero neppure posta il problema che qualche cosa potesse girare storto, in fondo avevo "studiato"!
La nascita di Jader è stata l'esperienza più forte e più bella della mia vita e non smetterò mai di ringraziare il cielo per aver avuto questa opportunità. Ma è anche grazie alle mie amiche di "partonaturale", senza le quali non avrei mai pensato di potermi permettere di provare una cosa così bella. Quello che voglio trasmettere a tutte è che il VBAC è possibile anche dopo due cesarei. Adesso, mentre vi racconto il mio parto, sono qui con il piccolo che dorme beatamente e io mi sono ripresa a tempo di record
"Il 23 ottobre, domenica, vado a fare il secondo monitoraggio, la situazione è variata dalla volta precedente, le contrazioni sono più valide e la visita rivela che il collo si è modificato, a quel punto la dottoressa specializzanda mi affida al ginecologo di guardia che, sentita la storia dei cesarei, mi informa dei rischi a cui potrei andare incontro e la storia finisce lì, lui smonta dal suo turno e passo sotto un altro medico. Quest'ultimo comincia a inveire contro di me, urla, minaccia azioni legali, scomoda il direttore della clinica prima della partita della Sampdoria; io flemmatica, ma dentro di me sono spezzata, dico che mi presenterò il giorno dopo per parlare con lui, il medico legale e il direttore della clinica, per esporre le mie ragioni; il bovino bofonchia al limite dell'infarto e mi saluta dicendomi che per lui sono già un cipresso, cioè una morta che cammina. Mi faccio il piantino in macchina prima di tornare a casa, l'umore è putrido ma faccio la disinvolta per non creare ansie a marito e bimbi, aspetto che tutti dormono e al computer mi collego con la mia lista e ci sto fino a notte inoltrata. Alle 5,30 mi sveglio con nausea e diarrea e lì per lì penso che mi abbia fatto male la cena e il nervoso della giornata,

ma dopo circa un'ora realizzo che quei dolori sono distanti circa 10' tra loro. Chiamo Marco e gli dico che qualcosa è cambiato e forse è meglio stare un po' all'erta, allora chiamiamo i nostri amici che dovranno occuparsi dei piccolini. Nel frattempo, faccio una doccia, le gambe le ho depilate per fortuna qualche giorno prima, e perdo il famigerato tappo di muco, ma dubito ancora che sia travaglio. In fondo non so che cosa sia un travaglio, tutti mi hanno sempre detto che quando arriva il momento, i segni sono inequivocabili, boh! In ogni caso i dolori adesso sono ogni 5' e alle 7,30 parto da casa e prego Marco di non prendere buche e purtroppo le strade genovesi sono come mulattiere, ma in 10' siamo in ospedale. Entro piegata in due dal dolore e mi accoglie un'ostetrica con il sorriso bellissimo, lì vicino ce n'è un'altra, silenziosa ma discreta e efficace, di quelle con più esperienza che capelli in testa, la quale mi chiede se mi sento di partorire naturalmente. Compare un medico giovanissimo, sembra smarrito, ma il clima non lo percepisco né frenetico, né agitato. L'ostetrica mi visita e mi dice che sono a 3 cm, ci avviamo verso il reparto, ma in ascensore arriva una contrazione che quasi mi butta a terra, lancio un ululato da lupo mannaro, quindi si cambia rotta e si va nella saletta antistante la sala parto, tempo 5' e sono di 7 cm, via di corsa in sala parto, poco meno di mezz'ora e sono completamente dilatata, a tempo di record. Arriva un medico, che dice di rompere il sacco, mi annuncia che potrebbe rendersi necessario l'uso della ventosa e io rispondo di lasciarmi in pace, l'ostetrica prende tempo, gli dice che lo farà, ma capisco che è una manovra diplomatica, lui va a sedersi e fa la settimana enigmistica, Marco vorrebbe chiamarlo ma io lo fulmino con gli occhi e una voce da mostro di Lockness. Mi siedo per cercare di sfilare la maglia e il sacco si rompe da sé, inondando i piedi del medico! Comincio ad aver subito voglia di spingere e l'ostetrica mi dice di andare cauta e respirare perché c'è ancora un orletto, che sparirà di lì a poco. Il monitoraggio è intermittente ma non ossessivo, anzi l'ostetrica dice a Marco che va tutto bene e di non infastidirmi con l'elettrodo, nemmeno lo fissa alla pancia. Spingo, certo non è indolore, cerco di respirare come posso, le contrazioni sono a ritmo serrato e non riesco a prendere aria, l'ostetrica mi dice che devo spingere come per andare di corpo, così che si sblocca il tutto e in 5-6 spinte il nostro Jader viene al mondo, un fagottone di 4315 g e sono le 9,45, subito dopo arriva la placenta. Jader è bellissimo, è lì sul mio grembo e io mi faccio il mio pianto liberatorio, questa volta di gioia, dicendo a tutti -ce l'ho fatta, l'ho fatto io!!-. Mi abbracciano tutti, persino il medico giovane e spaventato, che mi confessa di aver avuto paura e che non avrebbe scommesso cinque lire sul successo di questa impresa; arriva anche il direttore della clinica, che nel frattempo era stato allertato del fatto che una pazza bicesareizzata stava partorendo: ma a cose fatte non gli resta che farmi gli auguri. Le cicatrici dei cesarei hanno retto toste e gagliarde, manco si vedono. Dolenti note invece, la lacerazione del fornice, per cui sono finita in sala operatoria per la sutura, ma quello poteva succedere a chiunque fa un bambino così grosso in così poco tempo e per giunta, passando con un gomito mal messo. Se poi ci mettiamo che non ho trovato una posizione per partorire, per mancanza di tempo, la negatività accumulata nel periodo precedente, mica ero serena e rilassata… (*NdA* - Patrizia mi ha poi raccontato che al momento della nascita le è stata fatta una Kristeller, cioè una spinta sulla pancia, che può benissimo essere stata la causa della brutta lacerazione di cui lei ha poi sofferto)

Ma adesso non importa più, ho lottato contro tutto e tutti ma io e mio figlio siamo nati come abbiamo voluto, perché questo parto è stato come rinascere, mi ha guarita e riconciliata con i precedenti percorsi nascita deludenti. Questo percorso di guarigione è cominciato dopo il secondo cesareo, ero come smembrata, ma piano piano la vita ha ripreso il sopravvento ed è arrivato questo bellissimo cucciolo che adoro, così in maniera insperata e forse per questo così importante. Il parto è stato persino naturale, se pensiamo che eravamo partiti da lontanissimo, magari la prossima volta… chissà!

Romina

Cosa ha significato per me partorire naturalmente?

Il mio terzo bambino è nato per via vaginale dopo due cesarei perché l'ho fortemente voluto, perché volevo il meglio per entrambi, perché ero terrorizzata dalla medicalizzazione subita e impostami durante i parti precedenti, perché non volevo essere trattata come un oggetto da manipolare, perché non accettavo che qualcun altro decidesse ancora per me secondo i suoi impegni e le sue convinzioni spesso errate, perché non volevo che mio figlio mi fosse portato via dopo pochi minuti, perché non accettavo assolutamente di subire un altro taglio inutile sulla pancia, secondo il ginecologo, l'ultimo… "perché poi non sappiamo più dove mettere le mani!".

Il mio primo cesareo è avvenuto per inerzia uterina, dopo rottura spontanea delle acque a 36 settimane, travaglio indotto per ben 30 ore, con

dolori fortissimi e ininterrotti, senza alcuna dilatazione… ho avuto un'anestesia totale perché non avevo fatto precedentemente la visita per l'epidurale (o meglio non l'avevo pagata prima!), ho visto mia figlia dopo 8 ore dal parto, ho avuto la ferita infetta per un mese a causa di un'ecografia di controllo fatta senza le dovute precauzioni igieniche, e grazie al reparto di Neonatologia che si "occupava" di mia figlia (nata sì a 36 settimane, ma di 3,300 kg e perfettamente in salute) non ho goduto neanche dell'allattamento…
Tre anni dopo mi sono affidata, per il successivo parto, a un ginecologo dello stesso ospedale che mi aveva prospettato la possibilità di partorire per via vaginale dopo un cesareo, pensando di potermi fidare, e così ho firmato per il travaglio di prova. Il travaglio è iniziato pochi giorni prima del termine, i dolori erano regolari, ma probabilmente la dilatazione proseguiva troppo lenta rispetto ai ritmi dell'ospedale, che tra l'altro aveva molti cesarei programmati arretrati poiché la sala parto era rimasta chiusa una settimana per motivi tecnici.
Arrivata a 5 cm. di dilatazione, con dolori naturali che erano assolutamente gestibili rispetto a quelli provati con il travaglio indotto, inizia quello che io definisco il terrorismo psicologico: "La bambina è troppo grande, probabilmente non ci passa, rischiamo di fare un cesareo d'urgenza"…
Così altro cesareo, questa volta con epidurale! (non perché avessi fatto la visita prima, ma semplicemente perché ero seguita privatamente dal ginecologo!!!) per una bambina di 3,600 kg.
Matteo è nato tre anni dopo con parto naturale, nonostante avesse tre giri di cordone intorno al collo e nonostante non fosse un peso piuma (3,730 kg). È nato dopo due spinte, davanti a un ginecologo furioso che ormai non poteva più intervenire come avrebbe voluto, ma che urlava di sbrigarsi perché rischiavo la rottura dell'utero. Infatti, per riuscire nel mio intento sono dovuta arrivare in ospedale all'ultimo momento, quando ero già a dilatazione completa, perché nessun ospedale avrebbe accettato di buon grado un parto per via vaginale dopo due cesarei! Per fortuna avevo trovato le informazioni giuste e sapevo che questa scelta era possibile…
Poco dopo il parto, mio figlio era adagiato su di me, il cordone ancora integro, e mi guardava con gli occhi spalancati.
E dopo tre ore dalla nascita eravamo tutti a casa e io mi sentivo davvero in piena forma… è incredibile quanto ci si senta bene quando le cose vanno nel verso giusto, quando la natura segue il suo corso senza che ci

siano interferenze.
Ho cercato il mio parto naturale con tutte le forze, criticata da tanti e appoggiata fermamente solo da mio marito, e ora posso capire veramente quale sia la differenza... secondo me il parto dovrebbe essere un evento del tutto naturale, chi ti assiste dovrebbe accompagnarti in questo percorso in modo rispettoso, controllando con discrezione che tutto vada bene, ma senza turbare il fragile equilibrio del momento e, soprattutto, senza prendere decisioni avventate e immotivate.
All'interno dell'ospedale mi sono sentita spesso un oggetto in balìa di persone dotate di scarsa sensibilità, o forse semplicemente poco abituate a trattare le partorienti come singoli individui dotati di sentimenti... mi sono sentita spesso ferita per gli atteggiamenti poco rispettosi e non sono stata ascoltata nelle mie richieste d'aiuto... ho avuto la sensazione di trovarmi all'interno di un meccanismo che non ti permette di avere idee diverse dal protocollo, e ho dovuto lottare per ottenere un minimo di rispetto.
Per diversi anni quelle ferite sulla pancia mi hanno fatta sentire alquanto inadeguata, incapace di partorire come le altre... mi mancava qualcosa di importante che non sapevo definire bene neanche io, mi sentivo delusa e ingannata, ferita nei sentimenti di donna; era come se le mie gravidanze si fossero interrotte bruscamente in sala operatoria (specie la prima che è finita con un'anestesia totale!) e qualcosa si fosse spezzato lasciando una sofferenza indefinita dentro di me... mi sentivo in colpa per non aver lottato abbastanza quando avrei dovuto, mi rimproveravo per non aver difeso me stessa e le mie figlie, per aver sofferto in silenzio lontana da loro, e per averle lasciate lontane da me senza un buon motivo. Eppure quei medici "che sanno tutto" ti fanno credere che questa sia la cosa giusta, che sei tu quella anomala se la pensi diversamente. Ti fanno anche notare che molte donne sono contente di fare il cesareo per non soffrire e che accettano volentieri l'aiuto del nido, in modo da poter riposare durante la degenza in ospedale.
Se i tuoi pensieri sono diversi, sei tu quella strana!
Loro sanno tutto, loro decidono, loro ti fanno partorire... non sei tu a partorire!
Questo spesso mina la tua fiducia fino al punto di farti dubitare del tuo istinto, portandoti a pensare che le tue idee siano sbagliate o fuori luogo, e facendoti a volte agire diversamente.
Affidandomi a un'ostetrica ho avuto un'esperienza completamente diversa, mi sono sentita una persona, sono stata seguita con estrema serietà e

attenzione, ascoltata e rispettata, ho sempre esposto senza timore i miei bisogni e le mie richieste, ho sempre ricevuto risposte esaurienti, ho avuto un'assistenza personalizzata e discreta prima, durante e dopo il parto. E, soprattutto, sono stata io a partorire... anche se devo ringraziare infinitamente la persona che mi ha assistito per averci creduto quanto me, quando molti mi consideravano pazza e incosciente!
Probabilmente sono stata fortunata, probabilmente ho avuto una grande determinazione, probabilmente sono stata brava a trovare le giuste informazioni ed ero motivata a sufficienza... probabilmente doveva anche andare così!!!
La nascita di Matteo è un'esperienza che non potrò mai dimenticare e mi dispiace di non poter tornare indietro...

Stefania

Racconto di come sono diventata mamma per ben tre volte in sedici anni.
Primo figlio nel 1991, termine previsto per la nascita: 13 maggio.
La mattina del 17 maggio, appena alzata, ho scoperto che avevo perso il tappo mucoso e durante la giornata sono iniziati i primi segnali di travaglio. Le contrazioni sono iniziate intorno alle 23 e, sebbene piuttosto distanti l'una dall'altra, con mio marito abbiamo deciso comunque di recarci presso l'ospedale. Appena arrivata sono stata visitata e, constatata una dilatazione di 2 cm, hanno deciso di tenermi in osservazione. La mattina successiva la situazione non era cambiata di molto: contrazioni un po' più ravvicinate, ma poco dolorose, che non avevano contribuito ad aumentare la dilatazione. Così, nella tarda mattinata è stato deciso di stimolare il travaglio con delle pasticche sublinguali di ossitocina. Immediatamente il travaglio è iniziato con contrazioni forti e ravvicinate che però si sono protratte inutilmente per oltre sette ore, provocando una dilatazione di appena 4 cm. A questo punto i medici hanno pensato che fosse inutile prolungare ulteriormente la sofferenza e sono intervenuti chirurgicamente con un parto cesareo. Alle 19,10 è nato Valerio, peso 3,100 kg.
Seconda figlia nel 1995, termine previsto per la nascita 21 gennaio.
Il giorno 12 gennaio sono stata ricoverata per un parto cesareo programmato per il giorno successivo. Dopo aver espletato tutte le formalità inerenti il ricovero, verso le 10 di mattina mi è stato assegnato il letto. Subito dopo pranzo, mentre stavo riposando, ho cominciato ad avvertire

le prime contrazioni. Premetto che questa non era una novità per me, infatti avevo convissuto con questo problema fin dal quinto mese di gravidanza e proprio per questo motivo ero stata costretta a rimanere a riposo. Queste contrazioni però anche se distanti tra loro circa 15 minuti, erano diverse: molto regolari e abbastanza lunghe. Così ho interpellato l'ostetrica di turno la quale, visitandomi, ha constatato una dilatazione di ben 6 cm. Mi è stato consigliato subito un parto spontaneo in quanto la situazione era decisamente favorevole a questo evento. Memore della precedente esperienza negativa, mi sono opposta, ma l'equipe medica ha pensato comunque di mandare avanti un po' il travaglio per vedere come avrebbe progredito, dichiarandosi peraltro pronta a eseguire immediatamente il cesareo in qualunque momento si fosse reso necessario. Dopo la rottura delle membrane, sono iniziate le contrazioni dolorose e ravvicinate - ma niente a che vedere con quelle del primo travaglio indotto - che nel giro di circa un paio d'ore hanno provocato la dilatazione completa. Il parto vero e proprio è durato solo un quarto d'ora e alle 20 è nata Giulia dal peso di 2,900 kg.

Terzo figlio nel 2007, termine previsto per la nascita 21 febbraio.

Il 28 febbraio sono stata ricoverata in quanto il termine previsto per la nascita era già stato oltrepassato da una settimana. Dopo tre giorni di ricovero, la mattina del 3 marzo si è deciso di indurre il parto con il gel di prostaglandine e dopo un travaglio durato circa 7 ore è nato Lorenzo dal peso di 3,600 kg.

La differenza tra il travaglio per la nascita di Giulia e gli altri due è stata notevole: le contrazioni naturali sono state decisamente più sopportabili di quelle indotte. Ma c'è una cosa veramente importante, quella che mi ha portato a decidere per un parto spontaneo per il mio terzo figlio. Quando è nato Valerio il fatto di aver sofferto molto senza poter arrivare al parto mi ha lasciato un senso di inadeguatezza e di insoddisfazione che è durato molto a lungo. Questa brutta sensazione è sparita completamente solo quando è nata mia figlia Giulia: il parto spontaneo mi ha ripagata della precedente esperienza e devo ammettere mio malgrado che tra me e mia figlia si è instaurato fin dai primi istanti un legame talmente forte che invece con il mio primo figlio è sopraggiunto solo dopo.

Glossario

Bradicardia - valore di frequenza cardiaca inferiore alla norma.

Cardiotocografia - strumento di valutazione del benessere fetale in rapporto all'attività contrattile dell'utero. Si effettua con due sonde di cui una riceve e trascrive su carta apposita il battito cardiaco fetale mentre l'altra rileva eventuali modificazioni dello stato di rilasciamento della muscolatura uterina.

Data Presunta del Parto (DPP) - la data della nascita non può essere prevista con certezza. Sapendo la data di inizio dell'ultima mestruazione, o eventualmente con l'aiuto degli ultrasuoni, si può individuare un periodo in cui la nascita del bambino è probabile. La gravidanza viene datata in settimane, la data presunta del parto è quella del compimento della 40ª settimana di gravidanza. Tra 37 e 42 settimane si parla di gravidanza a termine. Se il bambino nasce prima di tale data si parla di gravidanza pre-termine, se dopo di gravidanza post-termine.

Distocia - si parla di distocia quando vi è qualche alterazione dell'armonia del travaglio e/o del parto.

Effetto placebo - nocebo - con questi termini si intende l'effetto provocato da sostanze o atti non farmacologici che però provocano comunque una risposta positiva (placebo) o nociva (nocebo) del corpo.

Endogeno - che viene prodotto dal corpo stesso.

Episiotomia - taglio del perineo effettuato mediante forbici chirurgiche durante la sua massima distensione al passaggio della testa del bambino (o del sederino se si tratta di una nascita podalica).

Esogeno - che viene dall'esterno del corpo.

Fisiologia - il regolare funzionamento del corpo sano.

Manovra di Kristeller - la spinta effettuata sulla pancia della donna durante il periodo espulsivo e che in molti ospedali viene praticata quasi di routine. Spesso l'effettuazione di questa manovra non viene riportata in cartella perché viene considerata "un'aiutino" né viene chiesto il consenso per effettuarla. Tra i rischi vi sono la rottura d'utero e/o la frattura delle costole. Può essere equiparata ad una ventosa.

Morbilità - l'aumento di patologie e di effetti collaterali legati a un intervento o a un non intervento medico.

Mortalità perinatale - esistono diverse definizioni visto che si tratta di un valore usato a fini statistici e che recentemente si è ripensato al numero di settimane di gestazione entro il quale parlare di aborto piuttosto che di parto prematuro (la prematurità grave è la maggiore causa di mortalità perinatale). Ultimamente si tende a parlare di parto già da 25-26 settimane di gestazione. Quindi possiamo dire che per mortalità perinatale si intende la quota di bambini che muoiono (anche prima di nascere) dal parto fino a 7 giorni dopo.

Scollamento delle membrane - il tentativo di far cominciare le contrazioni cercando di separare manualmente la parte delle membrane che si trova a contatto con il collo dell'utero. È una manovra invasiva che va fatta con il consenso della donna spiegandone i benefici e gli effetti collaterali tra cui la possibile rottura pre-travaglio delle membrane.

Oligoidramnios (oligoamnios) - riduzione importante del liquido amniotico rispetto a parametri standard. Dal momento che il liquido amniotico viene prodotto direttamente dal bambino una sua riduzione può dare indicazioni sulla funzionalità della placenta e sul benessere del bambino stesso.

Patologia - un determinato problema o malattia che riduce lo stato di salute.

Polidramnios (poliamnios) - aumento eccessivo del liquido amniotico. Tale aumento può essere indice di una patologia materna (ad esempio il diabete) o fetale.

Presentazione cefalica - per presentazione si intende la parte del corpo del bambino che si "presenta" all'ingresso del canale vaginale. Quella cefalica è quella di testa.
Ne esistono diverse varietà a seconda che la testa del bambino sia più o meno flessa verso il proprio petto: quella di vertice, quando il bambino riesce a flettere completamente la testa, è quella fisiologica per definizione.

Presentazione podalica - quando il bambino si presenta con la testa all'insù.

Presentazione trasversa - quando il bambino si trova posizionato di traverso rispetto al canale del parto. È più rara rispetto alle altre.

Prodromi (di travaglio) - contrazioni irregolari, spesso percepite come dolorose, che pur non portando a un'effettiva dilatazione del collo dell'utero tendono ad ammorbidirlo e a prepararlo per la fase attiva del travaglio. In alcune donne questa fase può durare anche dei giorni e risultare molto stancante. Sarebbe bene non essere ricoverate durante questa fase perché si rischia un eccesso di intervento qualora dovesse durare.

Tappo mucoso - il canale cervicale, quello che collega l'interno dell'utero con la vagina, durante la gravidanza resta ben chiuso anche con l'ausilio di un "tappo" naturale formato da un muco denso che serve a proteggere appunto l'interno della cavità uterina dal contatto con batteri e virus che potrebbero essere presenti nella vagina. Tale tappo viene espulso in genere qualche giorno prima dell'inizio del travaglio o durante i prodromi. Molte donne non se ne accorgono.

Siti di associazioni e organizzazioni

www.vitadidonna.it
www.nascereincasa.it
www.nascereacasa.it
www.lostetricainforma.it
www.associazionenascitadolce.it
www.melograno.it
www.epicentro.iss.it *cliccare su "salute materno infantile" e poi su "mortalità infantile e cesareo"*
www.saperidoc.it
www.allattiamo.it
www.lalecheleague.org/italia.htlm
www.ibfanitalia.org
www.portareipiccoli.it
www.asplazio.it *cliccare su "servizi" e poi su "tutela materno infantile"*
www.naturalmentemamma.it
www.associazioneandria.it
it.groups.yahoo.com/group/partonaturale/ (*forum sul cesareo e sul VBAC)*

in inglese:

www.homebirth.org.uk
www.radmid.demon.co.uk
www.childbirth.org
www.vbac.com
www.vbac.org.uk

Letture consigliate

AA.VV., *Il libro delle risposte*, La Leche League Italia, 2005.
Catanzani T., Negri P., *Allattare, un gesto d'amore*, Bonomi, 2005.
Cohen, Estner, *Silent knife: cesarean prevention and vaginal birth after cesarean*, Bergin and Harvey, 1983.
Gaskin I.M., *La gioia del parto*, Bonomi, 2003.
Gonzalez C., *Il mio bambino non mi mangia*, Bonomi, 2004.
Kitzinger S., *Donne come madri*, Bompiani, 1980.
Liedloff J., *Il concetto del continuum*, La Meridiana, 1994.
Montague A., *Il linguaggio della pelle*, Garzanti, 1981.
Odent M., *Il bebè è un mammifero*, Red, 1990.
Idem, *Ecologia della nascita*, Red, 1992.
Idem, *L'agricoltore e il ginecologo*, Il leone verde, 2006.
Rich A., *Nato di donna*, Garzanti, 1983.
Schmid V., *Venire al mondo, dare alla luce*, Urra, 2005.
Sears W., *Genitori di giorno e di notte*, La Leche League Italia, 2004.

Bibliografia

ACOG Practice patterns, "Vaginal delivery after previous cesarean birth", *International Journal of Gynecology & Obstetrics*, 1996.

ACOG, "Practice bulletin N. 5: vaginal birth after previous caesarean section", 1999.

Afolabi B.B., Lesi F.E.A., Merah N.A., "Regional versus general anaesthesia for caesarean section", *Cochrane database of Systematic reviews*, 2006 Issue 4.

Arduini, Giannini, Germelli, Paesano, Moscatello, "Il taglio cesareo iterativo", *Prenatale*, 1997.

Arena I.C., "Il parto spontaneo dopo un cesareo (VBAC)", *D&D*, n. 32, marzo 2001.

Idem, "Parto vaginale dopo taglio cesareo: influenza delle informazioni ricevute, delle motivazioni personali e dell'atteggiamento degli operatori, sulla scelta della donna e sulla buona riuscita del parto", 2000.

Idem, "Taglio Cesareo, italiano il primato negativo", *AAM Terranuova*, giugno 2001.

Baicker, et al, "Geographic Variation in the Appropriate Use of Cesarean Delivery", *Health Affairs*, 25 August 2006.

Bestetti G., Regalia A., *Il dolore è ... nel parto*, Ed. Mimesis, 2006.

Beynon C., "The normal second stage of labor: a plea for reform in its conduct", *Journal of Obstetrics and Gynaecology of the British Commonwealth*, 1957.

Bomfim, Hyppolito, "Influence of the position of the mother at delivery over some maternal and neonatal outcomes", *Int J Gynaecol Obstet*, Dec. 1998.

Bottacioli F., *Psiconeuroimmunologia, la grande connessione tra psy-*

che, sistema nervosa, sistema immunitario, sistema endocrino, RED, 1996.
Caldeyro Barcia R., *The influence of maternal bearing down efforts during second stage on fetal well-being*, Simkin & Reinke, Pennypress, Seattle, 1978.
Carroli G., Villar J., Piaggio G., Khan-Neelofur D., Gulmezoglu M., Mugford M., Lumbiganon P., Farnot U., Bersgjo P., "WHO systematic review of randomised controlled trials of routine antenatal care", *Lancet*, 2001.
Carroli, Belizan, "Episiotomy for vaginal birth (Cochrane Review)", *The Cochrane Library*, Issue 3, 2000, Oxford.
Castagna, "Pratica ostetrica e problemi medico-legali", *D&D*, n. 8, giugno 1995.
Catanzani T., Negri P., *Allattare, un gesto d'amore*, Bonom, 2005.
Caughey A.B., Shipp T.D., Repke J.T., Zelop C., Cohen A., Lieherman E., "Trial of labor after cesarean delivery: the effect of previous vaginal delivery", *Am J Obstet Gynecol*, 1998, Oct, 179(4): 938-41.
Celleno, Capogna, Dorato, *Analgesia nel parto vaginale dopo taglio cesareo*, Ospedale Fatebenefratelli, Roma, 1999.
Cohen, Estner, *Silent knife: cesarean prevention and vaginal birth after cesarean*, Bergin and Harvey, 1983.
Cozza G., "Secondo cesareo? No grazie!", *Donna & Mamma*, aprile 2007.
D&D il giornale delle ostetriche, n. 17, "Il legame madre bambino", giugno 1997.
Idem, n. 19, "L'uomo padre", dicembre 1997.
Idem, n. 22, "L'allattamento al seno", settembre 1998.
Idem, n. 23, "Quando un bambino muore" 1 e 2, dicembre 1998 e marzo 1999.
Idem, n. 25, "La scelta informata", giugno 1999.
Idem, n. 29, "Gli ormoni come risorse endogene", giugno 2000.
Idem, n. 32, "Dopo un cesareo", marzo 2001.
Dannecker, Hillemanns, Strauss, Hasbargen, Hepp, Anthuber, "Episiotomy and perineal tears presumed to be imminent: rando-

mized controlled trial", *Acta obstetrica*, 2004.
Davis E., *Hearth and Hands*, Celestial Arts, 1987.
Eason, Labrecque, Wells, Feldman, "Preventing perineal trauma during childbirth, a systematic review, *Obstet Gynecol*, 2000.
Enkin, Chalmers, Keirse, *L'efficacia delle procedure di assistenza alla gravidanza e al parto*, RED, 1993.
Flamm B.L., Goings J.R., Liu Y., Wolde-Tsadik G., "Elective repeat cesarean delivery versus trial of labor: a prospective multicenter study", *Obstet Gynecol*, 1994, Jun, 83(6): 927-32.
Flamm B.L., Newman L.A., Thomas S.J., Fallon D., Yoshida M.M., "Vaginal birth after cesarean delivery: results of a 5-year multicenter collaborative study", *Obstet Gynecol*, 1990, Nov, 76(5 Pt 1): 750-4.
Flamm, "The cesarean controversy", *Obstet Gynecol*, 1997.
Flamm, "Vaginal Birth After Cesarean: Where have we been and where are we going?", *Obstetrical and Gynecologycal Survey*, vol.53, n.11, 1998.
Forleo, Baiocco, Ferrarotti, *Manuale di assistenza alla nascita: il taglio cesareo*, COFESE, 1987.
Fraser, Marcoux, Krauss, Douglas, Goulet, Boulvain, "Multicenter, randomized, controlled trail of delayed pushing for nulliparous women in the second stage of labor with continuos epidural analgesia", *Am J Obstet Gynecol*, May, 2000.
Fraser, Maunsell, Hodnett, Moutquin, "Randomized controlled trial of a prenatal vaginal birth after cesarean section education and support program", *Am J Obstet Gynecol*, February 1997, vol. 176, n. 2.
Gardosi, Hutson, Lynch, "Randomised, controlled trial of squatting in the second stage of labour", *Lancet*, Jul, 1989.
Gardosi, Sylvester, Lynch, "Alternative positions in the second stage of labour: a randomized controlled trial", *Br J Obstet Gynaecol*, Nov, 1998.
Gaskin I.M., *La gioia del parto*, Bonomi, 2003.
Glezerman, "Five years to the term breech trial: The rise and fall of a randomized controlled trial", *Obstetrics and Gynecology*, vol.

194, page 20, January 2006.
Goffinet, et al., "Is planned vaginal delivery for breech presentation at term still an option? Results of an observational prospective survey in France and Belgium", *Obstetrics and Gynecology*, vol. 194, Issue 4, April 2006, pages 1002-1011.
Hall M.H., "Rationalisation of antenatal care", *Lancet*, 2001.
Health Evidence Network (HEN), *What is effectiveness of antenatal care?*, WHO, 2005.
Hodnett E.D., Caregiver support for women during childbirth, *The Cochrane library*, 2001.
Holmes O.W., *Epoch-making contribution to medicine, surgery and the allied sciences*, 1909.
Howard, Cynthia, et al., "Office Prenatal Formula Advertising and Its Effects on Breatsfeeding Patterns", *Obstetrics & Gynecology*, 2000.
Hueston W.J., Rudy M., "Factors predicting elective repeat cesarean delivery", *Obstet Gynecol*, 1994, May, 83(5 Pt 1): 741.
ISTAT, *Il percorso della maternita: gravidanza, parto e allattamento al seno*, 2002.
Jain, et al., "Physiology of Fetal Lung Fluid: Clearance and the Effect of Labour", *Seminars in Perinatology*, 2006.
Jakobi P., Weissman A., Peretz B.A., Hocherman I., "Evaluation of prognostic factors for vaginal delivery after cesarean section", *J Reprod Med*, 1993, Sep, 38(9): 729-33.
Johnson, Oriol, "The role of epidural anesthesia in trial of labor", *Reg. Anesth*, 1990.
Jukelevics N., "What about uterine scar rupture?", *Vbac.com*, 2004.
Jusos Santos D., *Vaginal birth after cesarean*, Lippincott, 1993.
Idem, *Vaginal Birth After Cesarean Section*, Lippincott, 1993.
Kitzinger S., *Donne come madri*, Bompiani, 1980.
Kitzinger S., Simkin P., *Episiotomy and the second stage of labor*, Penny Press, 1990.
La Leche League International, *The breastfeeding answer book*, 1997.

La Prova, Castagneri, Serafini, Todras, "Il dolore delle donne nel travaglio di parto", *L'arco di Giano*, estate 2001.
Landon, et al., "Risk of uterine rupture with a trial of labour in women with multiple and single prior caesarean delivery", *Obstetrics and Gynecology*, July 2006, 108:2-3,12-20.
Laziosanità, *Linee guida sul taglio cesareo*, dicembre 2006.
Leung A.S., Leung E.K., Paul R.H., "Uterine rupture after previous cesarean delivery: Maternal and fetal consequences", *Am Journal Obstet Gynecol*, 1993, 169:945-50.
Lussoglio P., "Taglio cesareo: perché?", *D&D*, n. 8, giugno 1995.
MacDorman, Declercq, Menacker, Malloy, "Infant and neonatal mortality for primary cesarean and vaginal births to women with 'no indicated risk'", *Birth*, vol.33 settembre 2006.
Miller D.A., Diaz F.G., Paul R.H., "Vaginal birth after cesarean: a 10-year experience," *Obstet Gynecol*, 1994, Aug , 84(2): 255-8.
Miller D.A., Mullin P., Hou D., Paul R.H., "Vaginal birth after cesarean section in twin gestation", 20 *Am J Obstet Gynecol*, 1996 Jul, 175(1): 194-8.
Montague A., *Il linguaggio della pelle*, Vallardi, 1989.
Newman J., *Pregiudizi sull'allattamento materno*, 1998.
NICE, *Guide Lines for caesarean section*, 2004.
Odent M., *L'agricoltore e il ginecologo*, Il leone verde, 2006.
Idem, *The Cesarean*, Free Association Books, 2004.
OMS, *Care in normal birth*, 1996.
Idem, *Standard for maternal and neonatal care*, 2006.
Osservatorio epidemiologico della regione Lazio, *Indicazioni per il taglio cesareo Linee-guida per gli operatori sanitari*, 1998.
Page L., "Clinical interventions and outcomes of One to One midwifery practice", *J Public Health Med*, 1999.
Penders, et al., "Factors Influencing the Composition of the Intestinal Microbiota in Early Infancy", *Pediatrics*, vol. 118, Number 2, August 2006.
Pescetto, De Cecco, Pecorari, Ragni, *Manuale di ostetricia*, 1989.
Phelan J.P., Ahn M.O., Diaz F., Brar H.S., Rodriguez M.H., "Twice a cesarean, always a cesarean?", *Obstet Gynecol*, 1989, Feb,

73(2): 161-5.
Phelan, "The VBAC 'Con' game", *Obstetrical and Gynecologycal Survey*, vol.53, n.11, 1998.
Rageth J.C., Juzi C., Grossenbacher H., "Delivery after previous cesarean: a risk evaluation. Swiss Working Group of Obstetric and Gynecologic Institutions", 19 *Obstet Gynecol*, 1999, Mar, 93(3): 332-7.
Regalia, Tampieri, Scian, Zanini, Siliprandi, Abbiati, Borroni, Ventura, "Attività di sala parto e assistenza neonatale", *Rapporto annuale 1998 e linee guida di assistenza*, Ospedale San Gerardo Monza.
Rich A., *Nato di donna*, Garzanti, Milano 1983.
Robertson A., *L'ostetrica e l'arte del sostegno*, Mc Graw Hill, 1998.
Schmid V., *Il dolore del parto*, Centro Studi Il Marsupio, 1998.
Idem, *Linee guida per l'assistenza al parto fisiologico a domicilio e nelle case di maternità*, Centro Studi Il Marsupio, 1997.
SIGO, *Linee guida per il travaglio di parto*, 2002.
Thoni A., "1550 parti in acqua a Vipiteno", *D&D*, n. 48, marzo 2005.
Vegetti Finzi S., "L'analgesia epidurale e il senso del dolore nel parto, *L'arco di Giano*, estate 2001.
Villar J, Khan-Neelofur D., "Patterns of routine antenatal care for low-risck pregnancy", *The Cochrane library*, 2001,
Viswanathan M., Hartmann K., Palmieri R., Lux L., Swinson T., Lohr K.N., *The use of episiotomy in obstetrical care: a systematic rewiew*, Rockville, 2005.
Wagner M., *La macchina del parto*, RED, 1998.
Walmsley, Hobbs, "Vaginal birth after cesarean section on the lower uterine segment", *Modern Midwife*, vol.4, April 1994.

Finito di stampare
nel mese di giugno 2007
dalla Tipolitografia Linea Grafica
Cura Carpignano (PV)